Claus Beyerlein

Direktzugang in der Physiotherapie

Claus Beyerlein

Direktzugang in der Physiotherapie

Wie entscheiden sich Physiotherapeuten im Management Ihrer Patienten?

Südwestdeutscher Verlag für Hochschulschriften

Impressum/Imprint (nur für Deutschland/only for Germany)
Bibliografische Information der Deutschen Nationalbibliothek: Die Deutsche Nationalbibliothek verzeichnet diese Publikation in der Deutschen Nationalbibliografie; detaillierte bibliografische Daten sind im Internet über http://dnb.d-nb.de abrufbar.
Alle in diesem Buch genannten Marken und Produktnamen unterliegen warenzeichen-, marken- oder patentrechtlichem Schutz bzw. sind Warenzeichen oder eingetragene Warenzeichen der jeweiligen Inhaber. Die Wiedergabe von Marken, Produktnamen, Gebrauchsnamen, Handelsnamen, Warenbezeichnungen u.s.w. in diesem Werk berechtigt auch ohne besondere Kennzeichnung nicht zu der Annahme, dass solche Namen im Sinne der Warenzeichen- und Markenschutzgesetzgebung als frei zu betrachten wären und daher von jedermann benutzt werden dürften.

Coverbild: www.ingimage.com

Verlag: Südwestdeutscher Verlag für Hochschulschriften GmbH & Co. KG
Dudweiler Landstr. 99, 66123 Saarbrücken, Deutschland
Telefon +49 681 37 20 271-1, Telefax +49 681 37 20 271-0
Email: info@svh-verlag.de

Zugl.: Ulm, Universität Ulm, Diss., 2010

Herstellung in Deutschland:
Schaltungsdienst Lange o.H.G., Berlin
Books on Demand GmbH, Norderstedt
Reha GmbH, Saarbrücken
Amazon Distribution GmbH, Leipzig
ISBN: 978-3-8381-2678-4

Imprint (only for USA, GB)
Bibliographic information published by the Deutsche Nationalbibliothek: The Deutsche Nationalbibliothek lists this publication in the Deutsche Nationalbibliografie; detailed bibliographic data are available in the Internet at http://dnb.d-nb.de.
Any brand names and product names mentioned in this book are subject to trademark, brand or patent protection and are trademarks or registered trademarks of their respective holders. The use of brand names, product names, common names, trade names, product descriptions etc. even without a particular marking in this works is in no way to be construed to mean that such names may be regarded as unrestricted in respect of trademark and brand protection legislation and could thus be used by anyone.

Cover image: www.ingimage.com

Publisher: Südwestdeutscher Verlag für Hochschulschriften GmbH & Co. KG
Dudweiler Landstr. 99, 66123 Saarbrücken, Germany
Phone +49 681 37 20 271-1, Fax +49 681 37 20 271-0
Email: info@svh-verlag.de

Printed in the U.S.A.
Printed in the U.K. by (see last page)
ISBN: 978-3-8381-2678-4

Copyright © 2011 by the author and Südwestdeutscher Verlag für Hochschulschriften GmbH & Co. KG and licensors
All rights reserved. Saarbrücken 2011

Meinem Vater,

Manfred Beyerlein

gewidmet,

der bei einem Flugzeugabsturz,

am 12. Januar 2004

in Zilina/Slowakei,

ums Leben kam.

Alles hat seine Zeit,

und jedes Vorhaben unter dem Himmel

hat seine Stunde.

Prediger 3, 1

Inhaltsverzeichnis

Abkürzungsverzeichnis

1	EINLEITUNG	1
1.1	Berufssituation von Physiotherapeuten in Deutschland	3
1.2.	Direct Access	4
	1.2.1 Definitionen	4
	1.2.2 Befürworter und Gegner des Direct Access	4
	1.2.3 Direct Access im Ausland	7
1.3	Ziel der Arbeit	9
1.4	Hypothesen	9
	1.4.1 Hauptfragestellung	9
	1.4.2 Nebenfragestellung	10
1.5	Hinweis	11
2	MATERIAL und METHODEN	12
2.1	Stichprobe	12
2.2	Entwicklung und Übersetzung des Fragebogens	15
2.3	Auswertung des Fragebogens	17
2.4	Statistik	18
3	ERGEBNISSE	19
3.1	Deskriptive Statistik	19
	3.1.1 Richtige Entscheidungen in den Fallbeispielen	19
3.2	Einfluss der unabhängigen Variabeln auf die Fallbeispiele	21
	3.2.1 Abhängigkeit von der beruflichen Qualifikation (Fortbildungen)	21
	3.2.2 Abhängigkeit von der Berufserfahrung	22
	3.2.3 Abhängigkeit vom Anteil orthopädischer Patienten	24
3.3	Einstellung zum Direct Access	25
	3.3.1 Befürwortung des Direct Access (DA) in Abhängigkeit von der Berufserfahrung	26

    3.3.2 Zutrauen zum Direct Access (DA) in Abhängigkeit von der Berufserfahrung 27

    3.3.3 Befürwortung des Direct Access (DA) in Abhängigkeit von der besuchten Fortbildung 28

    3.3.4 Zutrauen zum Direct Access (DA) in Abhängigkeit von der besuchten Fortbildung 29

    3.3.5 Befürwortung und Zutrauen zum Direct Access (DA) in Abhängigkeit vom Geschlecht 32

    3.3.6 Befürwortung und Zutrauen zum Direct Access (DA) in Abhängigkeit von der Ausbildung 33

    3.3.7 Befürwortung und Zutrauen zum Direct Access (DA) in Abhängigkeit vom beruflichen Status 34

    3.3.8 Befürwortung und Zutrauen zum Direct Access (DA) in Abhängigkeit vom Arbeitsbereich 35

    3.3.9 Befürwortung und Zutrauen zum Direct Access (DA) in Abhängigkeit von der Arbeitszeit 36

    3.3.10 Befürwortung und Zutrauen zum Direct Access (DA) in Abhängigkeit vom Anteil orthopädischer Patienten 37

3.4 Vergleich der Ergebnisse zur amerikanischen Studie 38

3.5 Zusammenfassung der Ergebnisse 40

4   DISKUSSION 41

5   ZUSAMMENFASSUNG 55

6   LITERATURVERZEICHNIS 58

7   ANHANG 65

8   DANKSAGUNG 71

Abkürzungsverzeichnis

≤	kleiner oder gleich
>	größer
Abb.	Abbildung
angest.	angestellt
APA	Australian Physiotherapy Association
APTA	American Physical Therapy Association
BVerwG	Bundesverwaltungsgericht
bzw.	beziehungsweise
ca.	circa
DA	Direct Access
d.h.	das heißt
i.Vgl.	im Vergleich
IFK	Bundesverband selbständiger Physiotherapeuten
Kat.	Kategorie
med.	Medizinisch
MPhG	Masseur –und Physiotherapeutengesetz
MSc	Master of Science
MT	Manuelle Therapie
MW	Mittelwert
N	Anzahl
ns	nicht signifikant
OMT	Orthopädische Manuelle Therapie
p	Signifikanzniveau
PhD	Doctor of Philosophy
S.	Seite
SD	Standardabweichung
selbst.	selbständig
sog.	so genannte
Tab.	Tabelle
WCPT	World Confederation of Physical Therapy
z.B.	zum Beispiel
ZVK	Zentralverband der Krankengymnasten

1 EINLEITUNG

In Deutschland entwickelt sich die Physiotherapie langsam, aber stetig vom Heil- und Hilfsberuf zur eigenständigen Profession. Dabei spielt auch der so genannte „Direct Access" (DA), also der offene Zugang zur physiotherapeutischen Leistung, die keiner ärztlichen Überweisung bedarf, eine immer größere Rolle (Zalpour 2008). Der Status des First-Contact Practitioner (FCP), also des Physiotherapeuten, der den Patienten eigenständig und ohne Verordnung des Arztes behandeln kann, ist z.B. in Australien seit über 30 Jahren etabliert. Hier, wie mittlerweile in vielen europäischen Ländern, genießen Physiotherapeuten eine hohe Berufsautonomie und Anerkennung ihres Berufstandes (Repschläger 2007, 2008).

Leemrijse und Kollegen (2008) beschreiben in einem Erfahrungsbericht wie sich die Physiotherapie durch die Einführung des Erstkontakt in den Niederlanden verändert hat. So erhielten Patienten im Erstkontakt durchschnittlich 2,3 Therapieeinheiten weniger und gaben häufiger an ihr Therapieziel vollständig erreicht zu haben als Patienten, die überwiesen wurden. (Leemrijse et al. 2008). Zu einer ähnlichen Schlussfolgerung kommt die schon etwas ältere Arbeit von Mitchell und de Lissovoy (1997). Hierbei verglichen die Forscher retrospektiv die Kosten der Behandlung von muskuloskeletalen Beschwerden in einer „Direct Access" Situation mit den Kosten, wenn eine ärztliche Behandlung vorgeschaltet war. Außerdem wurde die Anzahl der Behandlungen verglichen. Die Untersucher kamen zu dem Ergebnis, dass die Anzahl der Behandlungseinheiten durch den Erstzugang geringer und die Kosten durch den Direct Access niedriger waren. Zugleich räumten die Autoren allerdings ein, dass verschiedene Gründe wie beispielsweise leichtere Fälle von muskuloskeletalen Beschwerden zu diesem Ergebnis geführt haben könnte (Mitchell und de Lissovoy 1997). In einigen Studien wird beschrieben, dass die Wiederherstellung nach Verletzungen schneller verlief (Daker-White et al. 1999, Robert et al. 1997, Childs et al. 2005, Oldmeadow et al. 2007, Korthals-de Bos et al. 2003) und dass der frühzeitige Zugang zum Physiotherapeuten z.B. bei subakuten Rückenschmerzen langfristig zu einer reduzierten Schmerzwahrnehmung führt (Nordeman et al. 2006).

Anders sieht die derzeitige Situation in Deutschland aus. Hier handelt es sich beim Beruf des Physiotherapeuten um einen so genannten Heilhilfsberuf. In einem

1 Einleitung

aktuellen Urteil vom 26.08.2009 hat das Bundesverwaltungsgericht (BVerwG) nochmals die rechtliche Seite verdeutlicht. Demnach fehlen einem ausgebildeten Physiotherapeuten die für eine eigenverantwortliche Krankenbehandlung nötigen diagnostischen Kenntnisse. Weiter beschreibt das Urteil das Tätigkeitsprofil eines Physiotherapeuten. Dieser kann auf Anweisung eines Arztes tätig werden, ist aber nicht ausreichend befähigt eine Erstdiagnose zu stellen und mögliche Kontraindikationen zu erkennen. Der Kläger wollte physiotherapeutische Behandlungsmethoden ohne eine ärztliche Verordnung (Direct Access Situation) anwenden. Physiotherapeutische Methoden stellen aber eine heilkundliche Tätigkeit dar, die ohne Erlaubnis nicht ausgeübt werden darf (BVerwG 2010). Physiotherapeuten, die bereits heute im Erstzugang arbeiten möchten benötigen demnach eine auf die Ausübung der Physiotherapie beschränkte Heilpraktikererlaubnis. Zur Erlangung einer solchen Erlaubnis muss sich der Physiotherapeut einer eingeschränkten Überprüfung seiner Kenntnisse und Fähigkeiten unterziehen. In der Überprüfung dieser Kenntnisse und Fähigkeiten durch das Gesundheitsamt wird festgestellt, ob durch den Betreffenden bei Ausübung der Heilkunde eine Gefahr für die Volksgesundheit ausgeht. Die Kenntnisprüfung dient laut Gerichtsurteil dem Schutz des Patienten (BVerwG 2010).

Neben dem Bestreben den Erstzugang in Deutschland einzuführen, ist auch die Akademisierung der Berufsausbildung ein weiterer wichtiger Baustein auf dem Weg zur Professionalisierung des Berufsstandes. Allerdings vermittelt die deutsche Physiotherapieausbildung an einer Berufsfachschule nicht die Kompetenzen, die für ein eigenständiges Handeln notwendig wären. Einem Vergleich zu internationalen Standards hält die Ausbildung in Deutschland aus diesem Grund zurzeit auch nicht stand (Scherfer 2004, Guhse und Steiffert 2007). Im Masseur- und Physiotherapeutengesetz (MPhG) vom 26. Mai 1994 ist das Berufsbild von Physiotherapeuten fixiert. Die Berufsbezeichnung Physiotherapeut berechtigt in Deutschland nicht, Krankenbehandlungen ohne ärztliche Verordnung durchzuführen. Im Berufsrecht wird unterschieden zwischen so genannten Heilberufen (Arzt, Zahnarzt, Heilpraktiker), die eigenverantwortlich behandeln dürfen und den Heilhilfsberufen bzw. Gesundheitsfachberufen (Physiotherapeuten, Ergotherapeuten, Logopäden), die eine Krankenbehandlung grundsätzlich nur nach ärztlicher Verordnung durchführen können (Bundesministerium der Justiz,

1 Einleitung

2010). Holdsworth et al (2006) konnten in Ihrer Studie in Schottland beschreiben, dass eigenständig arbeitende Physiotherapeuten erfolgreich, sicher und kostengünstig therapieren können. Jette und Mitarbeiter (2006) haben Physiotherapeuten in den Vereinigten Staaten gefragt, wie sie sich anhand von Fallvignetten in der Beurteilung des Patienten, entscheiden würden. Diese Patientengeschichten bilden die Grundlage für diese Doktorarbeit.

1.1 Berufssituation von Physiotherapeuten in Deutschland

Laut Statistischem Bundesamt waren im Jahr 2007 91.000 Physiotherapeuten (darunter 75.000 Frauen und 17.000 Männer) beschäftigt. Im Jahr 1997 waren es nur insgesamt 49.000 Physiotherapeuten. Im Jahr 2007 waren 45.000 Physiotherapeuten (davon 40.000 in Praxen) in ambulanten Einrichtungen und 35.000 Physiotherapeuten in stationären bzw. teilstationären Einrichtungen beschäftigt. Alle anderen Physiotherapeuten arbeiteten in Krankenhäusern und Vorsorge- oder Rehaeinrichtungen (Gesundheitsberichterstattung des Bundes, 2009). Von diesen 91.000 Physiotherapeuten meldeten sich im 2. Halbjahr 2007 4.428 Physiotherapeuten bei der Bundesagentur für Arbeit arbeitslos (Bundesagentur für Arbeit, 2009).

Im Jahr 2008 waren laut einer Erhebung des Zentralverbandes der Krankengymnasten (ZVK) 32.623 Heilmittelerbringer/Praxen im Bereich der Physiotherapie zugelassen. Zur Ausbildungssituation von Physiotherapeuten in Deutschland: im Schuljahrgang 2007/2008 waren 25.087 Schüler (7.685 männlich, 17.402 weiblich) an deutschen Schulen eingeschrieben. Ihre Ausbildung konnten 7.327 Schüler (2.088 männlich und 5.239 weiblich) im Schuljahrgang 2006/2007 erfolgreich beenden. Festzuhalten ist, dass die Anzahl der Schüler und Absolventen kontinuierlich zunimmt, und der prozentuale Anteil männlicher Physiotherapeuten steigt (Zentralverband der Krankengymnasten, 2009).

In Deutschland ist der Beruf des Physiotherapeuten dem Heilpraktikergesetz von 1939 untergeordnet. Dies besagt, dass für eine physiotherapeutische Behandlung ein vorher ausgestelltes Rezept durch den Arzt notwendig ist. Auch existiert in Deutschland keine einheitliche Ausbildung zum Physiotherapeuten und die eigenständige universitäre Ausbildung steckt noch in den Kinderschuhen. Die Ausbil-

1 Einleitung

dung an deutschen Fachschulen ist großen qualitativen Schwankungen unterworfen, es existiert kein einheitliches Curriculum, und zudem qualifiziert der Abschluss nicht für ein weitestgehend eigenständiges Handeln. Nach Steiffert und Guhse (2007) weist aber auch die Berufsordnung erhebliche Mängel auf. Laut Bundesverfassungsgericht handelt es sich beim Beruf des Physiotherapeuten um einen Heilhilfsberuf, der laut Definition die ärztliche Tätigkeit unterstützen und ergänzen soll (Bundesverfassungsgericht, 2002). Die Berufsordnung zeichnet demzufolge das Bild eines unselbständigen Therapeuten, der nur aufgrund der Verordnung eines Arztes handelt. Klinische Beweisführung (Clinical Reasoning), nachvollziehbares eigenverantwortliches Handeln und evidenzbasierte Praxis (EBP) sind in der Berufsordnung von 1994 nicht verankert.

1.2. Direct Access

1.2.1 Definitionen

Im bisher unveröffentlichten *Fachlexikon Physiotherapie* definiert Zalpour den Direct Access wie folgt:

„Mit direct access bzw. open access ist ein direkter bzw. offener Zugang zur physiotherapeutischen Leistung gemeint, die keiner ärztlichen Überweisung/Verordnung bedürfen..." (Zalpour 2010).

Weiter schreibt Zalpour zum Begriff des First-Contact Practitioner:

„Der Status des First-contact Practitioner (FCP) erlaubt es PhysiotherapeutInnen ihre Patienten ohne eine zuvor erfolgte ärztliche Überweisung bzw. Verordnung zu untersuchen und zu behandeln sowie eine Prognose über den Verlauf der Erkrankung aufzustellen..." (Zalpour 2010).

1.2.2 Befürworter und Gegner des Direct Access

Bei der Diskussion um den Direct Access (Direktzugang) sind die Meinungen geteilt. Auf der einen Seite gibt es diejenigen, die den Direct Access befürworten, dem gegenüber stehen die Gegner des Direktzugangs. Argumente, die für einen Direktzugang sprechen, lassen sich zudem aus unterschiedlichen Perspektiven betrachten: aus der Sicht des Patienten, des Physiotherapeuten und aus Sicht des Arztes. Des Weiteren kommt ein gesundheitsökonomischer Aspekt dazu. Als größter Vorteil für Patienten wird sicherlich die freie Wahl des Heilmittelerbringers angesehen und der schnellere Zugang zu einer physiotherapeutischen Leistung. Dies wiederum hätte zur Folge, dass sich die Wartezeiten in Arztpraxen reduzieren könnten (Leemrijse et al. 2008, Jette et al. 2006). Je höher die Wartezeit, so eine Studie aus England, umso höher die Wahrscheinlichkeit, dass Patienten beim ersten Termin nicht erscheinen (Holdsworth et al. 2006). Bereits im Jahr 1989 untersuchten Durant und Kollegen (1989) mittels einer Fragebogenuntersuchung die Einstellung von Patienten zum Direct Access in Indiana/USA. 82,8% unterstützen den Erstzugang zum Physiotherapeuten, vor allem dann, wenn sie in der Vergangenheit bereits mehrere Behandlungen erhalten hatten (Durant et al. 1989). In einer weiteren Studie aus Amerika wurden Patienten befragt, ob ihnen die Möglichkeit des Direct Access bekannt ist und ob sie den Physiotherapeuten als First Contact Practitioner nutzen würden. 67,3% der Befragten wussten nicht um die Möglichkeit des Direct Access, aber 73,4% der Patienten würden direkt zum Physiotherapeuten gehen, wenn sie Kenntnis über die Möglichkeit gehabt hätten (Snow et al. 2001).

Der Direktzugang erhöht zudem die Eigenverantwortlichkeit und die Professionalität des Berufsstandes, da die Physiotherapeuten fortan unabhängig über das Patientenmanagement entscheiden können. Letztendlich wird die Arbeitsbelastung des Arztes reduziert, da Patienten die Möglichkeit haben den Physiotherapeuten direkt aufzusuchen (Leemrijse et al. 2008).

Daker-White (1999) konnten beispielsweise in ihrer Studie aufzeigen, dass sich Physiotherapeuten und Ärzte in ihrer Fähigkeit Patienten mit orthopädischen Problemen richtig zu diagnostizieren, nicht unterschieden. Auch unterschieden sich die Patienten nicht bezüglich ihres Behandlungsergebnisses (Daker-White et al. 1999). Befürworter des Direct Access argumentieren auch mit der Kostenersparnis, die eine derartige Maßnahme mit sich bringen würde. Forscher aus Schottland konnten beispielsweise zeigen, dass sich durch die Einführung des Direct Access, hochgerechnet auf Schottland, für den staatlichen Gesundheitsdienst ein Einsparvolumen von 2 Millionen Britischen Pfund erzielen lassen würde (Holdsworth et al. 2006).

Der Bundesverband selbständiger Physiotherapeuten (IFK) forderte bereits 2007 in einem Positionspapier den Direct Access:

„Aus ethischen, fachlichen und ökonomischen Gründen sollte auch Deutschland der weltweiten Entwicklung folgen und den Direct Access für selbstständige Physiotherapeuten ermöglichen" (Interessenverband Freiberuflicher Krankengymnasten 2007).

Und auch die World Confederation of Physical Therapy (WCPT), der Weltverband der Physiotherapeuten, fordert in einer Erklärung zur Autonomie:

"Patients/clients should have direct access to physical therapist services." (WCPT, 2007)

Gegner des Direct Access befürchten, dass Physiotherapeuten bestimmte ernsthafte Erkrankungen übersehen könnten, und dass sie nicht darin ausgebildet sind eine medizinische Diagnose zu stellen (Rothstein 1991). In einer Studie von Leerar und Kollegen (2007) wurden 160 Patientenakten retrospektiv analysiert, um festzustellen, inwieweit Physiotherapeuten „Red Flags" bei Patienten mit Rückenschmerzen dokumentieren. Zwar wurden 8 der 11 Red Flags in über 98% der Fälle notiert, allerdings kam es in den restlichen drei Fällen zu einer unregelmäßigen Dokumentation bzw. zu keiner Dokumentation. Sie beinhalteten Red Flags wie Gewichtsverlust, kürzliche Infektion sowie Fieber/Schüttelfrost (Leerar et al. 2007). Auch der deutsche Ärztetag lehnt den Direktzugang zum Physiotherapeuten aus Gründen der Patientensicherheit ab. Physiotherapeuten obliege im Rahmen einer ärztlichen Heilmittelverordnung, in der der Arzt Diagnose, Heilmittel, Frequenz und Dauer festlegt, die eigenverantwortliche Befunderhebung, die konkrete Maßnahmenauswahl für die Therapie sowie die Durchführungs- und Haftungsverantwortung für die Physiotherapie (Bundesärztekammer, 2009). Weiterhin könnte die Einführung des Direktzugangs zu einer abnehmenden Kommunikation zwischen Ärzten und Physiotherapeuten führen (Crout et al. 1998,

Snow et al. 2001, Deyle 2006 Jette et al. 2006, Gründkemeyer und Zalpour 2010). Aus Sicht der Ärzteschaft stellt der Direktzugang auch einen Eingriff in das Arzt-/Patientenverhältnis dar. Aus Sicht der Ärzte liegt der Vorrang des Patientenschutzes beim Arzt, außerdem ist die diagnostische und therapeutische Gesamtverantwortung grundsätzlich nicht teilbar. Das Medizinsystem in Deutschland erfordert durch das Hausarztmodell keinen Zugang zum Physiotherapeuten durch den Spezialisten, da der Hausarzt als „Gatekeeper" fungiert. Durch den Direktzugang wird die hausarztzentrierte Versorgung ausgehöhlt (Lieschke, 2010).

1.2.3 Direct Access im Ausland

Da die Ergebnisse dieser Studie mit den Erfahrungen amerikanischer Physiotherapeuten verglichen werden sollen, lohnt sich insbesondere kurz die Entwicklungen zum „Direct Access" in den Vereinigten Staaten zu skizzieren. Vor dem Jahr 1957 benötigte ein Patient, wie bei uns in Deutschland, für eine Behandlung eine Überweisung/Rezept durch den behandelnden Arzt. Nebraska war im Jahr 1957 der Bundesstaat, der durch eine Gesetzesänderung erreichen konnte, dass Patienten auch ohne ärztliche Überweisung direkt vom Physiotherapeuten behandelt werden konnten (Goodman und Snyder 2007). Der amerikanische Physiotherapie Verband „American Physical Therapy Association" (APTA) hat in einem Positionspapier 2020 zum „Direct Access" erklärt, dass sie bis zum Jahr 2020 den Direktzugang für Patienten zum Physiotherapeuten flächendeckend erreichen wollen. Bis zum jetzigen Zeitpunkt haben 43 der 50 Bundesstaaten den Direktzugang, sechs weitere Bundessaaten haben eine Form gefunden, die eine Überweisung durch den Arzt nicht mehr notwendig macht (Goodman und Snyder 2007). Allerdings sind die Gesetze zum vollständigen, uneingeschränkten Direct Access von Bundesstaat zu Bundesstaat unterschiedlich. Beispielsweise erlaubt die Gesetzgebung in einigen Bundesstaaten, dass nur diejenigen Physiotherapeuten untersuchen und behandeln dürfen, die eine dreijährige Berufstätigkeit nachweisen können. Gesetze in anderen Bundesstaaten erlauben den Physiotherapeuten den Patienten nur in den ersten 14 Tagen, andere in den ersten 30 Tagen, ohne Überweisung durch den Arzt zu behandeln. In einigen Bundesstaaten müssen Physiotherapeuten weitere Voraussetzungen erfüllen um den Direktzugang zu praktizieren: praktische Tätigkeit für eine vorgegebene Anzahl von Jahren, Nachweis über kontinuierliche Fort -und Weiterbildung, Referenzen von zwei oder mehr Kollegen (Goodman und Snyder 2007). In Australien gehört das Behandeln ohne Rezept mittlerweile zum Alltag der dort arbeitenden Physiotherapeuten. Seit 1976 können Physiotherapeuten in Australien als „First-Contact Practitioner" arbeiten. Das Erreichen des neuen Status war verbunden mit starker Gegenwehr der Mediziner, die versuchten den Wunsch nach mehr Handlungsfreiheit zu unterdrücken. Der Schritt gelang letztendlich mit großer Unterstützung der Australian Physiotherapy Association (APA). Diese Entwicklung verlief parallel zur Professionalisierung und Akademisierung des Berufsstandes in Australien. So gibt es beispielsweise seit Anfang der 70er Jahre die ersten Doktoren (PhD) innerhalb der Profession der Physiotherapie in Australien (Jull 2009, Scheel 2009).

Auch in Europa ist der Direktzugang in vielen Ländern nicht mehr wegzudenken. In Schweden praktizieren Physiotherapeuten seit 1997 als „First-Contact Practitioner". Vorangegangen waren Entscheidungen und Reformen, die die Ausbildung der Physiotherapeuten betreffen. Bereits im Jahr 1993 wurde ein eigenständiges, universitäres Studium eingeführt, welches nach drei Jahren zum „Bachelor of Science" führte. Weitere Abschlüsse wie „Master" und „PhD" folgten. Dies führte dazu, dass es an schwedischen Hochschulen im Jahr 2006 bereits 12 Professuren für Physiotherapie und 205 Physiotherapeuten mit Doktortiteln gab (Leinich 2007).

Anders als in Schweden, wo die Therapeuten Zeit hatten sich an die neuen Bedingungen des „Direct Access" zu gewöhnen, verlief die Einführung des Direktzugangs in den Niederlanden. Hier war die Einführung des „Direct Access" im Jahr 2006 begleitet durch eine Werbe- und Informationskampagne, die dazu führte, dass im ersten Jahr 28,4% der Patienten ohne vorherigen Arztbesuch die physiotherapeutische Praxis aufsuchten. Patienten, die in den Niederlanden den Physiotherapeuten aufsuchten waren signifikant jünger, besaßen ein höheres Bildungsniveau und hatten häufiger unspezifische Beschwerden im Bereich der Hals- und Lendenwirbelsäule als überwiesene Patienten (Leemrijse et al. 2008).
Die Reformen hin zu einer neuen Berufsautonomie innerhalb der Physiotherapie führten im Ausland immer zu Veränderungen: einerseits in Bezug auf die Be-

rufsausbildung, anderseits in der Verantwortung jedes einzelnen Physiotherapeuten. Es wurden neue Richtlinien (rechtlich, ethisch) mit Verhaltensweisen entwickelt, an die sich jeder Physiotherapeut bei der Ausübung des „Direct Access" halten sollte. In Bezug auf den Direktzugang bedeutet Selbstbestimmung und autonomes Handeln, eigenverantwortlich Entscheidungen treffen zu können. In diesem Zusammenhang muss der Physiotherapeut, der als „First-Contact Practitioner" tätig ist, in der Lage sein eine genaue Untersuchung durchzuführen, eine Diagnose zu stellen, zu erkennen wann Physiotherapie kontraindiziert ist, oder wenn Physiotherapie zwar indiziert ist, aber die eigenen Fähigkeiten zur Behandlung dieser Symptomatik überschritten werden. In diesem Fall muss der Patient zum Arzt oder einem physiotherapeutischen Kollegen überwiesen werden (Goodman und Snyder 2007, Scheel 2009, Rothstein 1991).

1.3 Ziel der Arbeit

Ziel der Arbeit ist die Frage, ob Physiotherapeuten in Deutschland in der Lage sind, die richtige Entscheidung zu treffen, wenn sie den Erstkontakt mit dem Patienten haben. Die Untersuchung wurde in Kooperation mit Antonia Stieger (MSc, Universität Marburg) durchgeführt. Ausgehend von einer Studie aus Amerika (Jette et al. 2006) sollen Physiotherapeuten anhand von 12 Fallvignetten entscheiden wie sie mit dem Patienten verfahren würden. Der Fragebogen (siehe Anhang) bestand aus 12 Fallbeispielen, bei denen die Autoren davon ausgingen, dass Patienten mit diesen Problemen im Falle eines Erstzugangs in der Physiotherapiepraxis erscheinen würden. Neben den Fallbeispielen werden demographische Daten abgefragt wie Alter, Geschlecht, Dauer der beruflichen Tätigkeit, Abschluss etc. und der Einstellung der Befragten zum Direct Access.

1.4 Hypothesen

1.4.1 Hauptfragestellung

Die Hauptfragestellung der Studie ist, ob und inwieweit Physiotherapeuten in Deutschland in der Lage sind, in einer Situation, in der sie den Erstkontakt mit dem Patienten haben, die richtige Entscheidung zu treffen. Hierbei soll es anhand von 12 Fallbeispielen, in Anlehnung an Jette et al. (2006), um die Kompetenz gehen Indikationen und Kontraindikationen für eine physiotherapeutische Behandlung zu erkennen. Dies soll anhand folgender Hypothesen überprüft werden.

Hypothese 1:
Physiotherapeuten erkennen in hohem Prozentsatz, auf der Grundlage von vorgegebenen Fallvignetten, die Indikationen bzw. Kontraindikationen und treffen die richtige Entscheidung hinsichtlich weiterer eigener Behandlung oder Weiterverweisung an den Arzt. Hierbei soll auch verglichen werden, wie die deutschen Physiotherapeuten, im Verhältnis zu den amerikanischen Kollegen abschneiden.

Hypothese 2:
Physiotherapeuten mit abgeschlossener Ausbildung in Manueller Therapie (MT) bzw. Orthopädischer Manueller Therapie (OMT) treffen häufiger die richtige Entscheidung als Physiotherapeuten, die keine derartige Zusatzqualifikation besitzen.

Hypothese 3:
Physiotherapeuten mit langer Berufserfahrung treffen häufiger die richtige Entscheidung als weniger erfahrene Physiotherapeuten.

Hypothese 4:
Physiotherapeuten, die einen hohen Anteil orthopädischer Patienten behandeln (> 50%), treffen häufiger die richtige Entscheidung als Physiotherapeuten, die einen geringen Anteil orthopädischer Patienten (< 50%) behandeln.

1.4.2 Nebenfragestellung

In einem weiteren Teil der Studie soll es darum gehen, wie Physiotherapeuten in Deutschland allgemein zum Direktzugang stehen. Hier soll danach gefragt werden, ob und in welcher Ausprägung deutsche Physiotherapeuten den Direktzugang befürworten („Ich befürworte den „Direct Access"), und in welchem Ausmaß sie sich die Möglichkeit den Patienten ohne Überweisung des Arztes zu behandeln, tatsächlich zutrauen („Ich traue mir zu den Erstzugang zu praktizieren"). Daraus ergeben sich folgende Hypothesen:

Hypothese 5

Physiotherapeuten in Deutschland befürworten den Erstzugang und trauen sich überwiegend zu den Erstzugang zu praktizieren

Hypothese 6

Die Befürwortung des Erstzugangs sowie das Zutrauen den Erstzugang zu praktizieren ist abhängig von der Berufserfahrung und der besuchten Fortbildung in Manueller Therapie.

1.5 Hinweis

Im Rahmen dieser Doktorarbeit wird bei der Bezeichnung von Personengruppen aus Gründen der besseren Lesbarkeit stets die maskuline Form verwandt. Wenn also beispielsweise von *Physiotherapeuten* die Rede ist sind selbstverständlich auch *Physiotherapeutinnen* mit einbezogen. Lediglich dort, wo zwischen männlicher und weiblicher Berufsgruppe unterschieden wird, ist dies dementsprechend gekennzeichnet.

Der Begriff des Direct Access (DA) wird synonym gebraucht mit *Direktzugang* bzw. *Erstzugang* und *Primärversorgung*. Als *First Contact Practitioner* wird der Physiotherapeut bezeichnet, der den Direct Access ausführt.

2 MATERIAL und METHODEN

2.1 Stichprobe

Um eine geeignete Stichprobe rekrutieren zu können, wurde der größte Physiotherapie-Verband Deutschlands, der Zentralverband der Krankengymnasten (ZVK) im September 2008 angeschrieben und um Unterstützung bei der Studie gebeten. Physiotherapeuten der Landesverbände Hessen, Rheinland-Pfalz/Saarland, Baden-Württemberg und Bayern, von denen eine E-Mail Adresse bekannt war, erhielten Anfang November 2008 von den Organisatoren der Studie über Ihren Landesverband ein elektronisches Anschreiben. Dieser E-mail war eine pdf-Datei des Fragebogens angehängt mit der Bitte ihn am Computer (digital) auszufüllen, zu speichern und anschließend den ausgefüllten Fragebogen an den jeweiligen Landesverband zurückzusenden. Zwei Wochen nach der ersten e-mail erhielten die Mitglieder erneut eine Erinnerungsmail mit der nochmaligen Bitte an der Studie teilzunehmen, falls noch nicht geschehen.

Der gesamte Erhebungszeitraum der Daten belief sich auf Anfang November 2008 bis Ende Januar 2009. Um die Stichprobe zu erhöhen wurde der Fragebogen vom Landesverband Hessen auch auf die Homepage des Landesverbandes gestellt. Die Entscheidung, die Landesverbände des größten Berufsverbandes der Physiotherapeuten mit in die Studie zu involvieren, entstand vor dem Hintergrund eine möglichst große Zahl von Studienteilnehmern zu erreichen. Fragebögen wurden zusätzlich an Universitätskliniken und Physiotherapieschulen in Deutschland versandt sowie an Teilnehmer von Fortbildungskursen in Manueller Therapie, die vom Autor selbst geleitet wurden, ausgegeben. Die Physiotherapeuten sollten den Fragebogen ausfüllen und anschließend per Post an den Autor zurücksenden.

Insgesamt wurde der Fragebogen als pdf-Anhang oder in Papierversion an 7059 Physiotherapeuten der Landesverbände Baden-Württemberg, Bayern, Hessen und Rheinland-Pfalz/Saarland des Bundesverbandes der Physiotherapeuten (ZVK) versand, davon an 280 Physiotherapeuten in Papierform. Bis Ende Januar 2009 gingen insgesamt 1084 Fragebögen bei den Untersuchern ein (Rücklauf 15,4%). Von den zurückerhaltenen 826 Fragebögen per e-mail konnten 768 Fragebögen verwendet wenden. Die anderen Fragebögen wurden entweder elektronisch nicht korrekt übermittelt oder kamen leer zu den Verbänden zurück. Bei den handschriftlich ausgefüllten Fragebögen kamen von 280 ausgeteilten oder verschickten Bögen 258 Fragebögen an die Autoren zurück, lediglich 4 Fragebögen konnten für die Auswertung nicht berücksichtigt werden. Gründe hierfür waren: Fragebogen war bereits digital ausgefüllt worden oder die ausfüllenden Personen gehörten nicht der Berufsgruppe der Physiotherapeuten an. Nach Abzug der Dropouts konnten 1022 auswertbare Fragebögen für die eigentliche Untersuchung verwendet werden. Von diesen verbliebenen Fragebögen wurden 85 Fragebögen in dieser Doktorarbeit nicht berücksichtigt, da sie von Physiotherapieschülern ausgefüllt wurden.

Es flossen die Daten von N=937 Physiotherapeuten in die Studie (siehe Abb. 1) mit ein, darunter 33,9% Männer und 66,1% Frauen. 39,7% der Teilnehmer waren zwischen 41-50 Jahren. Die weitere Altersverteilung lässt sich aus Abbildung 2 entnehmen.

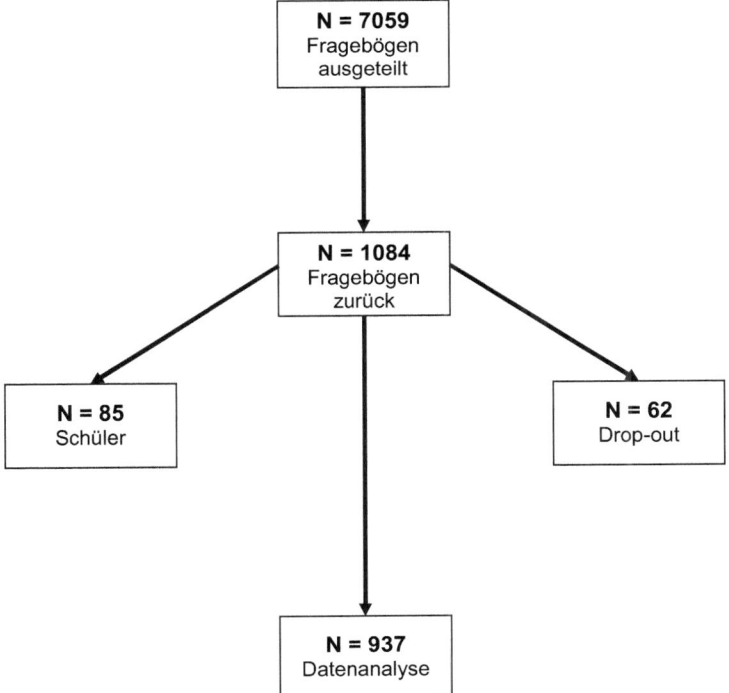

Abb. 1: Flussdiagramm zum Studiendesign

Die Berufserfahrung betrug durchschnittlich 15,6 Jahre (Streubreite: 0-50 Jahre, Standardabweichung: SD 9,3). Hierbei korrelierte das Alter hoch signifikant mit der Berufserfahrung (p<0,01; Spearman-Rho 0,83). Zusätzlich zu dem in Deutschland vorgesehenen Berufsabschluss „Staatsexamen" schlossen 56 (6,1%) der Physiotherapeuten mit einem Bachelor (BSc) und 12 (1,3%) mit einem Master (MSc) ab. 13,4% der Befragten gaben an eine weitere Ausbildung abgeschlossen zu haben (Sportwissenschaften, Sonderpädagogik, etc.).

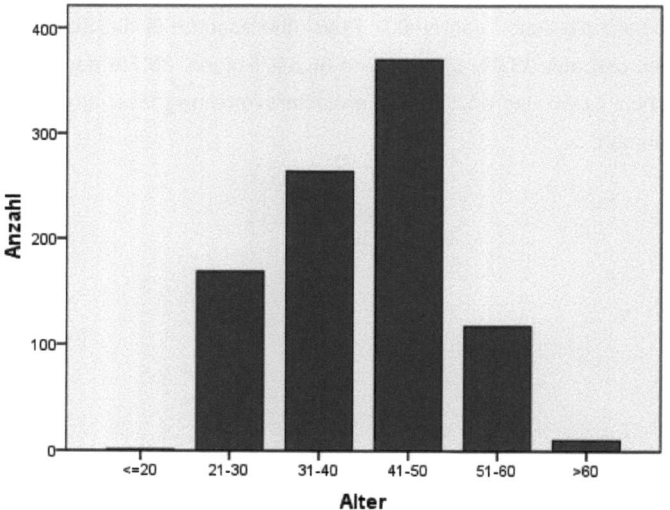

Abb. 2: Altersgruppen der Physiotherapeuten (N = 937)

In Abbildung 3 ist die Häufigkeitsverteilung der besuchten Fortbildungen dargestellt. Demzufolge haben 56,1% der befragten Physiotherapeuten eine Weiterbildung in Manueller Therapie (Manuelle Therapie Zertifikat, bzw. Orthopädische Manuelle Therapie) abgeschlossen, weitere 18,5% der Physiotherapeuten befinden sich noch in der Weiterbildung „Manuelle Therapie".

2   Material und Methoden

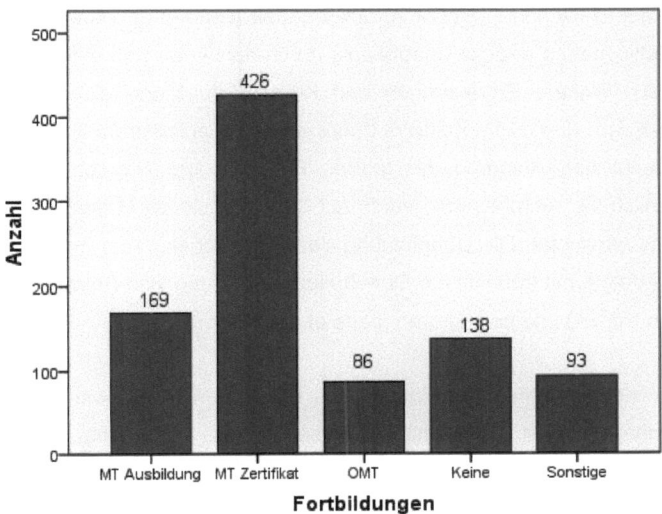

MT = Manuelle Therapie   OMT = Orthopädische Manuelle Therapie

Abb. 3: Häufigkeitsverteilung: Zusatzausbildung in Manueller Therapie (MT) und Orthopädischer Manueller Therapie (OMT) (N = 937)

Bei der Frage nach dem Status der beruflichen Tätigkeit gaben 52,2% der Physiotherapeuten an selbständig tätig zu sein, 40,9% waren angestellt und 6,9% der Befragten arbeiteten sowohl selbständig wie auch angestellt. Im klinischen/stationären Bereich waren 12,7% der Physiotherapeuten tätig, im Vergleich zu 61,7%, die in der Praxis beschäftigt waren (5,9% in beiden Bereichen und 3,7% in anderen Einrichtungen). 16% der Befragten machten hier keine Angaben. Bei einem großen Teil der Physiotherapeuten, nämlich 68,3%, betrug die wöchentliche Arbeitszeit 31 Stunden und mehr. 585 Physiotherapeuten (65,0%) gaben an in ihrer Tätigkeit über 50% orthopädischer Patienten zu behandeln.

2.2   Entwicklung und Übersetzung des Fragebogens

Bei der durchgeführten Studie handelt es sich um eine Querschnittstudie im Rahmen einer Fragebogenuntersuchung. Ziel war die Replikation der Untersuchung von Jette et al. aus dem Jahr 2006. Da die Fragestellung auch für deutsche Physiotherapeuten relevant und sehr geeignet erschien, wurde auf den Fragebogen

2 Material und Methoden

der amerikanischen Forscher zurückgegriffen (Jette et al. 2006). Die Übersetzung der Fallvignetten erfolgte unabhängig durch den Autor und eine Kollegin (Antonia Stieger). Weitere Ergänzungen und Korrekturen führte eine Kollegin (Martina Moog-Egan) durch, die mehrere Jahre am Schmerzzentrum in Sydney/Australien gearbeitet hat. Aufgrund der großen Expertise der Physiotherapeuten sowohl sprachlich als auch fachlich, wurde auf die professionelle Übersetzung des Fragebogens verzichtet. Die Übersetzung des Fragebogens vom Englischen ins Deutsche erfolgte mit freundlicher Genehmigung der American Physical Therapy Association (APTA) und der Autoren (Jette et al. 2006).

Des Weiteren enthielt der Fragebogen neben den Fallvignetten Fragen zur Person, nämlich Alter, Geschlecht, Berufserfahrung, Ausbildung, Status der beruflichen Tätigkeit, Arbeitszeit, Anteil der orthopädischen Patienten. Abschließend sollte anhand von zwei Fragen geklärt werden, in welchem Ausmaß deutsche Physiotherapeuten die Möglichkeit des Erstzugangs befürworten, und inwieweit sie ihn sich selbst zutrauen.

In den Fallbeispielen handelte es sich entweder um medizinische Probleme, die nicht primär in das Spektrum der Physiotherapie fielen, oder um muskuloskeletale Probleme, die ins Arbeitsfeld von Physiotherapeuten fielen, und bei denen die Patienten nicht zusätzlich vom Arzt behandelt werden mussten. Die medizinischen Probleme wurden zusätzlich unterteilt in „nicht-kritisch" beziehungsweise „kritisch", je nach Dringlichkeit der medizinischen Versorgung. Die einzelnen Fallbeispiele gaben eine kurze Anamnese des Patienten wieder mit Beschreibung der Symptome. Aufgrund dieser Informationen sollten sich die befragten Physiotherapeuten für eine Therapiestrategie entscheiden. Die folgenden Möglichkeiten standen zur Wahl:

- den Patient direkt mit Physiotherapie behandeln, **ohne** ihn zum Arzt zur weiteren medizinischen Abklärung zu überweisen
- den Patient mit Physiotherapie behandeln **und** zusätzlich zur weiteren medizinischen Abklärung zum Arzt überweisen
- den Patient direkt zum Arzt überweisen, **ohne** ihn physiotherapeutisch zu behandeln

Es waren nur Einfachantworten zulässig. Die Entwicklung und Validität der Fallbeispiele wird in der Studie von Jette et al. (2006) begründet. Die Fallvignetten beruhen auf Informationen aus der Literatur und beinhalten Informationen über Symptome, Hinweise auf medizinische Risiken („Red Flags") und Informationen zur Differentialdiagnostik für muskuloskeletale Probleme. In der amerikanischen Studie wurden die Fallbeispiele bereits von Experten mit mehrjähriger Berufserfahrung bearbeitet und überprüft. Die Experten hatten eine Qualifikation auf Master-Niveau, einige einen Doctor of Physical Therapy (DPT). Aufgrund eigener Expertise im physiotherapeutischen Bereich sowie nach Diskussion mit anderen deutschen Experten gehen wir davon aus, dass die Fallbeispiele genauso für den deutschen Bereich übertragbar sind.

Im Einleitungsschreiben zu dieser Studie wurden die teilnehmenden Physiotherapeuten auf die Fragestellung und die Ziele der Untersuchung hingewiesen. Dabei ist dem Autor durchaus bewusst, dass jeder Physiotherapeut in einer tatsächlichen Patientensituation mehr Tests durchführen und Informationen erfragen würde als in diesem Fragebogen dargestellt wurde. Die Patientengeschichten waren mit Absicht kurz gehalten, um den Rahmen des Fragebogens nicht zu sprengen.

2.3 Auswertung des Fragebogens

Die Auswertung des Fragebogens, fand ebenfalls in Anlehnung an die amerikanischen Wissenschaftler statt. Für die 5 muskuloskeletalen Fälle wurde eine richtige Antwort definiert als: Physiotherapie ohne Überweisung zum Arzt oder Physiotherapie mit anschließender Überweisung zum Arzt. Eine falsche Antwort wäre eine direkte Überweisung des Patienten zum Arzt. Als korrekte Antwort für die medizinischen nicht-kritischen Fälle wurde definiert: Physiotherapie mit anschließender Überweisung zum Arzt, oder direkte Überweisung zum Arzt. Für die medizinisch kritischen Fälle war nur die Antwort: „den Patient direkt zum Arzt überweisen, ohne ihn physiotherapeutisch zu behandeln" richtig.

Anschließend wurde der durchschnittliche Wert (in Prozent) der richtigen Antworten für jede Subgruppe (muskuloskeletal, medizinisch nicht-kritisch, medizinisch kritisch) berechnet sowie die Zahl der Physiotherapeuten, deren Entscheidungen vollständig richtig waren. Diese Werte wurden mit den Ergebnissen der amerikanischen Studie verglichen.

2.4 Statistik

Die Daten der elektronisch übermittelten Fragebögen im pdf-Format sowie die Fragebögen in Papierform wurden in eine Excel-Tabelle eingelesen. Anschließend erfolgte eine deskriptive und signifikanzstatistische Auswertung der Daten mit dem Statistikprogramm SPSS in der Version 16.0. In den deskriptiven Auswertungen wurden Häufigkeiten, Mittelwerte, Standardabweichung und Streuung sowie Median ermittelt. Die Daten wurden mit dem Kolmogorov-Smirnov-Test auf Normalverteilung überprüft. Die Daten waren größtenteils normalverteilt und wurden daher mit parametrischen Testverfahren ausgewertet. Die abhängige Variable (Zielvariable) stellte hierbei der Prozentsatz der richtigen Entscheidung dar. Der Einfluss der unabhängigen Variablen wie z.B. Alter, Geschlecht, Berufserfahrung und besuchte Fortbildungen auf die Zielvariabeln: Subgruppen (muskuloskeletal, medizinisch nicht-kritisch, medizinisch kritisch) und Befürwortung des DA und Zutrauen zum DA wurden mit Varianzanalysen überprüft. Zur Überprüfung der paarweisen Unterschiede wurde als Anschlusstest der Scheffé-Test verwandt. Des Weiteren wurden Tests und Maße über Zusammenhänge zwischen Variabeln mit dem Pearson-Korrelationskoeffizienten berechnet. Als Signifikanzniveau wurde ein p-Wert von $p<0,05$ festgelegt.

3 ERGEBNISSE

Die Darstellung der Ergebnisse geschieht in vier Schritten. Zunächst erfolgt eine beschreibende Darstellung der Ergebnisse, danach werden die Hypothesen überprüft, bevor die Ergebnisse der deutschen Physiotherapeuten mit denen der amerikanischen Kollegen verglichen werden. Am Schluss werden die Ergebnisse nochmals zusammengefasst.

3.1 Deskriptive Statistik

75,7% der deutschen Physiotherapeuten haben zwischen acht und zehn der 12 Fallbeispiele richtig beantwortet, mit einem Maximum bei neun richtig beantworteten Fallbeispielen (27,1%). Aus der Abbildung 4 geht ebenfalls hervor, dass kein Physiotherapeut weniger als drei Fallbeispiele richtig beantwortet hat.

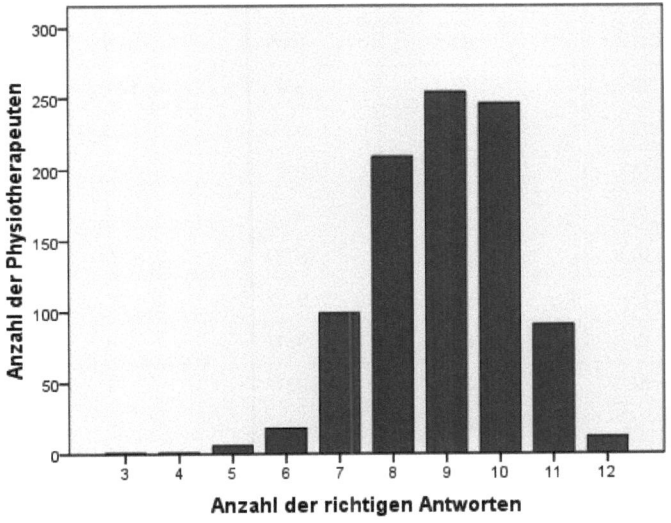

Abb. 4: Anzahl der richtig beantworteten Fallbeispiele (N = 937)

3.1.1 Richtige Entscheidungen in den Fallbeispielen

Aus Tabelle 1 gehen die Prozentzahlen der richtig beantworteten Fallvignetten hervor. Das Fallbeispiel 7 wurde von fast allen Physiotherapeuten richtig beantwortet (99,9%). Dagegen konnten Fallbeispiel 9 nur 39,9% der Physiotherapeuten richtig lösen. Die Physiotherapeuten trafen überwiegend bei den muskuloskeletalen bzw. medizinisch nicht-kritischen Fällen die richtige Entscheidung. Weniger häufig trafen die Physiotherapeuten bei den medizinisch-kritischen Fällen die richtige Entscheidung. Das sind diejenigen Patientenfälle, die eine Kontraindikation für physiotherapeutische Maßnahmen darstellen und einer sofortigen Überweisung zum Arzt bedürfen.

Tab. 1: Prozentsatz der deutschen Physiotherapeuten, die die richtige Entscheidung getroffen haben.

f = Fallvignette
% = Richtige Entscheidung in Prozent
N = Anzahl gesamt
N_R = Anzahl richtige Entscheidung
N_F = Anzahl falsche Entscheidung

grün = muskuloskeletale Fälle
gelb = medizinisch nicht-kritische Fälle
rot = medizinisch kritische Fälle

	%	N	N_R	N_F
f1	97,6	937	915	22
f2	58,1	937	544	393
f3	93,3	937	874	63
f4	93,5	937	876	61
f5	55,7	937	522	415
f6	95,0	937	890	47
f7	99,9	937	936	1
f8	60,6	937	568	369
f9	39,9	937	374	563
f10	47,5	937	445	492
f11	95,4	937	894	43
f12	64,2	937	602	335

In Abbildung 5 sind die Box-Plots der richtigen Antworten unterteilt nach den Fallgruppen aufgeführt. Der Median liegt bei den muskuloskeletalen Fallvignetten bei 80, den medizinisch nicht-kritischen Fällen bei 100 sowie den medizinisch-kritischen Fällen bei 67.

3 Ergebnisse

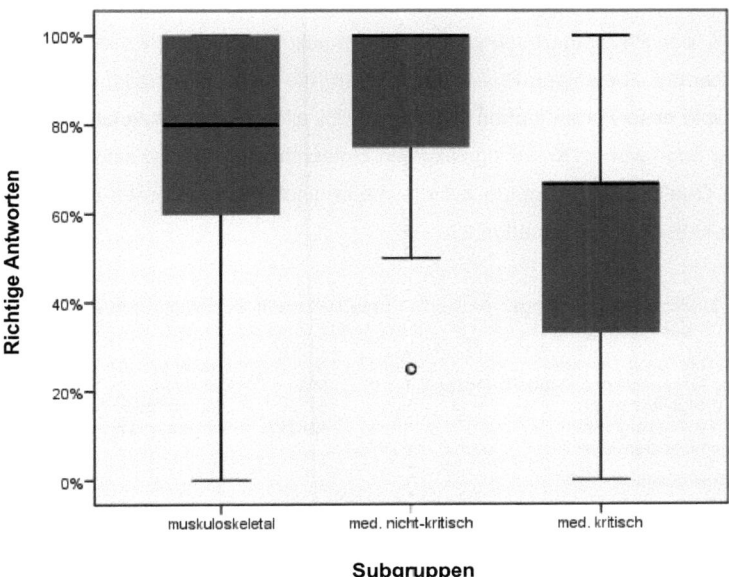

med. = medizinisch

Abb. 5: Richtige Antworten (in Prozent) unterteilt nach Subgruppen

3.2 Einfluss der unabhängigen Variabeln auf die Fallbeispiele

In Varianzanalysen wurde der Einfluss von Fortbildungen, Berufserfahrung und Anteil der orthopädischen Patienten auf die Anzahl der richtig beantworteten Fallbeispiele untersucht (siehe Tab. 2).

3.2.1 Abhängigkeit von der beruflichen Qualifikation (Fortbildungen)

Die Varianzanalyse ergab höchst signifikante Unterschiede bei den muskuloskeletalen Fallbeispielen ($p<0,000$). Die Scheffé-Tests ergaben signifikante Unterschiede zwischen OMT, MT Zertifikat, MT Ausbildung und Physiotherapeuten, die angaben, sonstige Fortbildungen besucht zu haben. Signifikante Unterschiede ergaben sich auch zwischen Physiotherapeuten mit OMT und Physiotherapeuten, die keine derartige Fortbildung besuchten. Physiotherapeuten mit einer Weiterbildung in OMT konnten die muskuloskeletalen Fallvignetten signifikant besser beantworten als Physiotherapeuten ohne eine derartige Weiterbildung. Innerhalb der

Gruppe der Physiotherapeuten, die eine OMT Ausbildung absolvierten, haben 48,8% der Physiotherapeuten alle fünf muskuloskeletalen Patientenfälle richtig beantwortet. Diejenigen Physiotherapeuten, die keine Weiterbildung in Manueller Therapie absolvierten, haben lediglich 23,3% aller muskuloskeletalen Fallbeispiele richtig beantwortet. Keine signifikanten Unterschiede ergaben sich bei der beruflichen Qualifikation in Bezug auf die medizinisch nicht-kritischen und die medizinisch-kritischen Fallvignetten.

Tab. 2: Prozentsatz richtiger Antworten unterteilt nach Subgruppen in Abhängigkeit von der Fortbildung

MT	= Manuelle Therapie	N	= Anzahl
OMT	= Orthopädische Manuelle Therapie	MW	= Mittelwert
p	= Signifikanzwert	SD	= Standardabweichung
***	= höchst signifikant	ANOVA	= Analysis of Variance
ns	= nicht signifikant		

Signifikanzniveau p<0,05

Anmerkung: Da es sich um eine unterschiedliche Anzahl von Fallbeispielen handelt, sind die Mittelwerte (MW) der richtigen Antworten in Prozent angegeben

Fortbildung	N	muskuloskeletal		medizinisch nicht kritisch		medizinisch kritisch	
		MW	SD	MW	SD	MW	SD
MT Ausbildung	169	78,5	18,1	86,7	16,8	50,3	31,3
MT Zertifikat	426	78,7	18,7	87,4	14,0	53,8	31,0
OMT	86	84,4	18,8	85,8	15,1	57,8	31,7
Keine	138	74,9	18,4	87,5	15,2	55,3	30,5
Sonstige	93	69,9	23,0	88,4	14,5	47,3	30,4
Insgesamt	**912**	**77,7**	**19,3**	**87,3**	**14,9**	**53,1**	**31,0**
p (ANOVA)		0,000***		ns		ns	

3.2.2 Abhängigkeit von der Berufserfahrung

Bei der Berufserfahrung in Jahren wurden vier Kategorien gebildet. Kategorie 1 (≤ 2 Jahre), Kategorie 2 (3-9 Jahre), Kategorie 3 (10-16 Jahre) und Kategorie 4 (> 16 Jahre). Die Varianzanalyse ergab im Gruppenvergleich, dass die Berufserfahrung auf die Beantwortung der muskuloskeletalen und medizinisch/nicht-kritischen Fallvignetten keinen signifikanten Einfluss hatte. Lediglich bei den medizinisch-kritischen Fällen machte sich die Berufserfahrung signifikant bemerkbar (p = 0,003; Tab. 3). Im Scheffé-Test zeigten sich signifikante Unterschiede in der medizinisch-kritischen Untergruppe zwischen den Physiotherapeuten, die mehr als 16 Jahre im Beruf standen, im Vergleich zu den Physiotherapeuten, die ≤ 2 Jahre Berufserfahrung hatten.

Tab. 3: Anzahl der richtigen Antworten (in Prozent) unterteilt nach Subgruppen in Abhängigkeit von der Berufserfahrung

p	= Signifikanzwert	N	= Anzahl
**	= hoch signifikant	MW	= Mittelwert
ns	= nicht signifikant	SD	= Standardabweichung
		ANOVA	= Analysis of Variance

Signifikanzniveau p<0,05

Anmerkung: Da es sich um eine unterschiedliche Anzahl von Fallbeispielen handelt, sind die Mittelwerte (MW) der richtigen Antworten in Prozent angegeben

Berufserfahrung (in Jahren)	N	muskuloskeletal		medizinisch nicht kritisch		medizinisch kritisch	
		MW	SD	MW	SD	MW	SD
≤ 2	84	75,7	17,9	87,8	14,8	43,3	31,0
3-9	180	77,1	19,7	87,4	15,5	50,9	32,2
10-16	244	79,6	19,6	87,6	15,0	52,5	31,5
> 16	415	77,1	19,3	86,9	14,7	56,3	29,4
Insgesamt	923	77,7	19,3	87,3	14,9	53,1	30,9
p (ANOVA)		ns		ns		0,003**	

Der Einfluss der beruflichen Erfahrung in Bezug auf die Beantwortung der medizinisch kritischen Fallvignetten zeigt sich anhand der Zahlen deutlich. Demzufolge treffen erfahrene Kollegen (Kat. 4; >16 Jahre) bei dieser Subgruppe häufiger die richtige Entscheidung, wann der Patient zum Arzt überwiesen werden muss, als unerfahrene Physiotherapeuten (Kat. 1; ≤2 Jahre).

3.2.3 Abhängigkeit vom Anteil orthopädischer Patienten

Tabelle 4 zeigt die Ergebnisse der Varianzanalyse. Gefragt wurde, inwieweit der Anteil der orthopädischen Patienten ausschlaggebend für die Beantwortung der zwölf Fallvignetten ist. Bei den muskuloskeletalen Fallbeispielen ergaben sich signifikante Unterschiede (p=0,048) zugunsten der Physiotherapeuten, die mehr als 50% orthopädischer Patienten behandeln. In der Subgruppe medizinisch nicht-kritisch verhielt sich das Ergebnis umgekehrt. Das Ergebnis ist hoch signifikant (p=0,009), allerdings zugunsten der Physiotherapeuten, deren Anteil an orthopädisch behandelten Patienten weniger als 50% betrug. Keine signifikanten Unterschiede ergaben sich bei den medizinisch kritischen Fallbeispielen.

Tab. 4: Anzahl der richtigen Antworten (in Prozent) unterteilt nach Subgruppen in Abhängigkeit vom Anteil orthopädischer Patienten

p = Signifikanzwert N = Anzahl
* = signifikant MW = Mittelwert
** = hoch signifikant SD = Standardabweichung
ns = nicht signifikant ANOVA = Analysis of Variance

Signifikanzniveau p<0,05

Anmerkung: Da es sich um eine unterschiedliche Anzahl von Fallbeispielen handelt, sind die Mittelwerte (MW) der richtigen Antworten in Prozent angegeben

Anteil orthopädischer Patienten	N	muskuloskeletal		medizinisch nicht kritisch		medizinisch kritisch	
		MW	SD	MW	SD	MW	SD
≤50%	315	76,0	19,8	89,0	14,6	54,7	31,9
>50%	585	78,6	18,9	86,3	14,8	52,1	30,3
Insgesamt	900	77,7	19,3	87,2	14,8	53,0	30,9
p (ANOVA)		0,048*		0,009**		ns	

Die wesentlichen Merkmale zur Fragestellung des Direct Access (Nebenfragestellung) werden in Form von Häufigkeitsverteilungen dargestellt. Anschließend wird tabellarisch aufgezeigt, welche Parameter einen signifikanten Einfluss auf die Beantwortung der Fragen haben.

3 Ergebnisse

3.3 Einstellung zum „Direct Access"

Die teilnehmenden Physiotherapeuten wurden befragt, ob sie den „Direct Access" befürworten („Ich befürworte den Direct Access"), und ob sie sich zutrauen, den Erstzugang zu praktizieren („Ich traue mir zu den Erstzugang zu praktizieren"). Beide Ergebnisse sind in Abbildung 6 zusammengefasst.

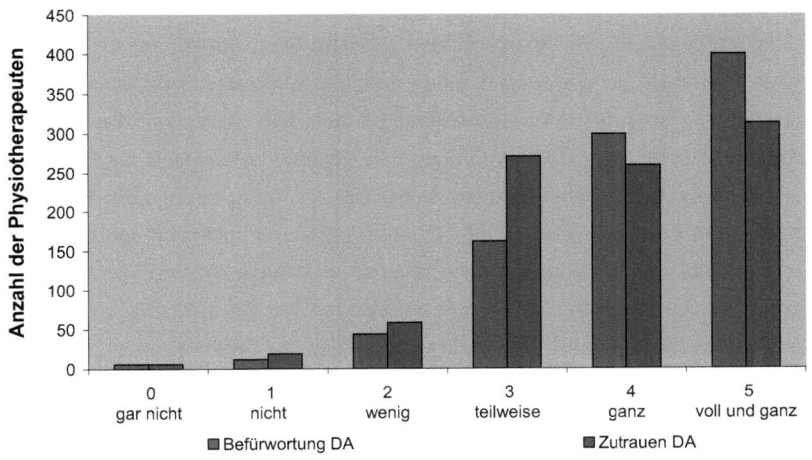

DA = Direct Access (Direktzugang)

Abb. 6: Häufigkeitsverteilung: Direct Access (DA) – Direktzugang zur Physiotherapie in Deutschland

75,7% der deutsche Physiotherapeuten (4 oder 5 auf der Skala) befürworten den direkten Zugang. Nur 2% sind nicht dafür (0 oder 1 auf der Skala). Der Mittelwert lag bei 4,1, (SD 1,01). Bei der zweiten Frage sollten die Physiotherapeuten angeben, ob sie sich zutrauen würden den Direktzugang zu praktizieren. Hier zeigte sich, dass sich 61,8% der Physiotherapeuten den Erstzugang zutrauen (4 oder 5 auf der Skala), wohingegen sich nur 2,6% der Physiotherapeuten diesen Schritt gar nicht, beziehungsweise wenig zutrauen (0 oder 1 auf der Skala). Der Mittelwert lag bei 3,8 (SD 1,07).

83,8% der Männer befürworten den DA „ganz", oder „voll und ganz" im Vergleich zu 71,2% der Frauen (p<0,001). Sich den Erstzugang zum Physiotherapeuten „ganz" oder „voll und ganz" zuzutrauen gaben 73,1% der männlichen Physiotherapeuten innerhalb ihrer Gruppe an. Im Vergleich dazu trauten sich das 55,1 % der weiblichen Physiotherapeuten zu.

3.3.1 Befürwortung des Direct Access (DA) in Abhängigkeit von der Berufserfahrung

In der Varianzanalyse zeigte sich ein signifikanter Unterschied zwischen den Gruppen (p=0,038), die Anschlusstests (Scheffé-Test) wurden jedoch nicht signifikant. Demnach gibt es lediglich einen geringen Einfluss von Berufserfahrung auf die Befürwortung des DA. Aus Abbildung 7 lässt sich feststellen, dass Physiotherapeuten mit längerer Berufserfahrung den DA eher befürworten als Kollegen, die unerfahrener sind (Signifikanztests siehe Tab. 5). In der Gruppe der Physiotherapeuten mit einer Berufserfahrung zwischen zehn und sechzehn Jahren befürworteten 46,9% den Erstzugang „voll und ganz". Im Vergleich dazu: die Physiotherapeuten mit zwei Jahren und weniger befürworten den DA in 31,2% „voll und ganz". Interessanterweise lässt die Befürwortung des DA innerhalb der Gruppe, die sechzehn Jahre und mehr Berufserfahrung haben, wieder nach. Hier befürworten 44,3% den DA uneingeschränkt.

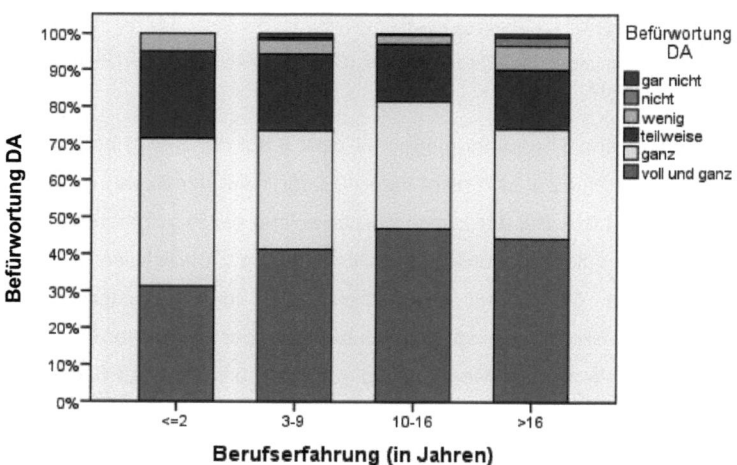

DA = Direct Access (Direktzugang)

Abb. 7: Befürwortung des DA in Abhängigkeit von der Berufserfahrung

3.3.2 Zutrauen zum Direct Access (DA) in Abhängigkeit von der Berufserfahrung

Die Varianzanalyse ergab signifikante Unterschiede zwischen den Gruppen (p<0,000). Die Anschlusstests (Scheffé-Tests) ergaben signifikante Unterschiede zwischen allen Kategorien, bis auf die Kategorie 3 (10-16 Jahre) im Vergleich zur Kategorie 4 (>16 Jahre). Physiotherapeuten trauen sich den DA („voll und ganz") bei größerer Berufserfahrung häufiger zu als Therapeuten mit wenig Berufserfahrung. In der Gruppe der Physiotherapeuten, die bereits mehr als 16 Jahre Berufserfahrung haben, gaben 40,4% der Physiotherapeuten an sich den DA uneingeschränkt zuzutrauen. In der Gruppe der Physiotherapeuten mit zwei Jahren Berufserfahrung und weniger waren das nur 7,2%. Unerfahrene Physiotherapeuten trauen sich den Erstzugang überwiegend wenig bzw. teilweise zu (Abbildung 8). Die Signifikanztests sind in Tabelle 5 dargestellt.

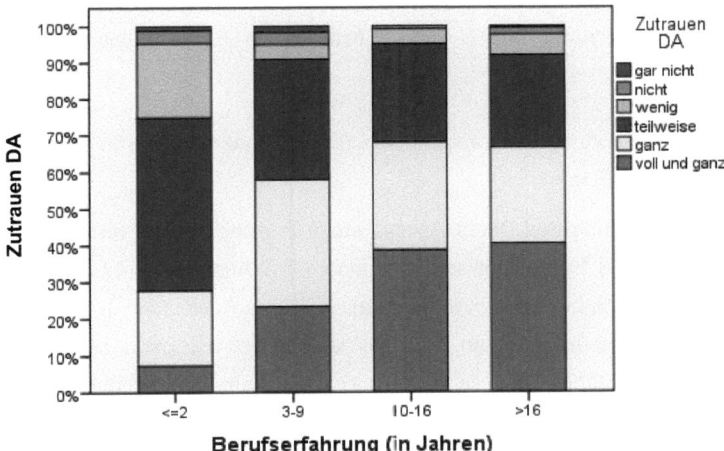

DA = Direct Access (Direktzugang)

Abb. 8: Zutrauen zum DA in Abhängigkeit von der Berufserfahrung

Aus Tabelle 5 geht hervor, dass die Befürwortung des DA signifikant abhängig ist von der Berufserfahrung (p<0,038), genauso wie das Zutrauen zum Direct Access (p<0,000). Aus der Tabelle geht auch hervor, dass es in beiden Kategorien bis zu einer Berufserfahrung von 16 Jahren zu einem Mittelwertsanstieg kommt, der bei einer Berufserfahrung >16 Jahren wieder abfällt.

3   Ergebnisse

Tab. 5: Befürwortung und Zutrauen der Physiotherapeuten zum DA in Abhängigkeit von der Berufserfahrung

p	= Signifikanzwert	N	= Anzahl
*	= signifikant	MW	= Mittelwert
***	= höchst signifikant	SD	= Standardabweichung
DA	= Direct Access (Direktzugang)	ANOVA	= Analysis of Variance

Signifikanzniveau p<0,05

Anmerkung: Skala 0-5 (0 = ganz und gar nicht; 5 = voll und ganz)

Berufserfahrung (in Jahren)	Befürwortung des DA			Zutrauen zum DA		
	N	MW	SD	N	MW	SD
≤2	80	3,97	0,871	83	3,04	0,981
3-9	177	4,06	1,007	176	3,65	1,090
10-16	243	4,25	0,837	243	4,01	0,949
>16	411	4,04	1,115	413	3,96	1,065
Gesamt	911	4,09	1,009	915	3,83	1,069
p (ANOVA)	0,038*			0,000***		

3.3.3 Befürwortung des Direct Access (DA) in Abhängigkeit von der besuchten Fortbildung

Die Befürwortung des Direct Access steigt in Abhängigkeit von der absolvierten Fortbildung. 58,1% der Befragten mit einer OMT Ausbildung, 47,2 % mit MT Zertifikat und 38,7% der Physiotherapeuten, die keine Ausbildung in Manueller Therapie besucht haben gaben an, dass sie den DA „voll und ganz" befürworten (Abbildung 9). Die Varianzanalyse ergab hoch signifikante Unterschiede zwischen den Gruppen (p=0,002). Der Scheffé-Test zeigte signifikante Unterschiede zwischen OMT und Sonstige. Die Signifikanztests sind in Tabelle 6 dargestellt.

3 Ergebnisse

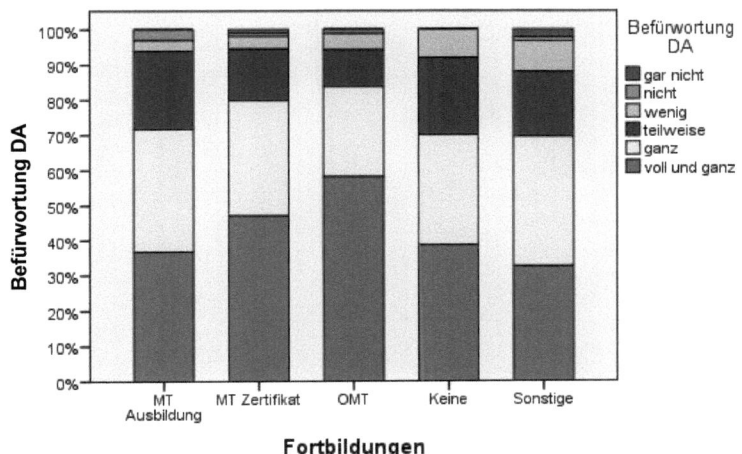

DA = Direct Access (Direktzugang)
MT = Manuelle Therapie
OMT = Orthopädische Manuelle Therapie

Abb. 9: Befürwortung des DA in Abhängigkeit von der absolvierten Fortbildung

3.3.4 Zutrauen zum Direct Access (DA) in Abhängigkeit von der besuchten Fortbildung

Ähnlich wie bei der Befürwortung des Direct Access steigt auch das Zutrauen zum DA in Abhängigkeit von der absolvierten Fortbildung. 53,5% der Physiotherapeuten mit einer OMT Ausbildung, 40,5 % mit MT Zertifikat, 27,2% in Ausbildung zur Manuellen Therapie und 19,3% der Physiotherapeuten, die keine Ausbildung in Manueller Therapie besucht haben, gaben an, dass sie sich den DA „voll und ganz" zutrauen würden. Insbesondere innerhalb der Gruppe, die keine Weiterbildung in MT bzw. OMT besucht hat, wird sich der DA nur wenig oder teilweise zugetraut (Abbildung 10). Die Varianzanalyse ergab höchst signifikante Unterschiede zwischen den Gruppen ($p<0,000$). Der Scheffé-Test zeigte signifikante Unterschiede zwischen „OMT"/„MT Zertifikat" gegenüber „Keine" und „Sonstige" und zwischen „OMT"/"MT Zertifikat" und „MT Ausbildung". Die Signifikanztests sind in Tabelle 6 dargestellt.

3   Ergebnisse

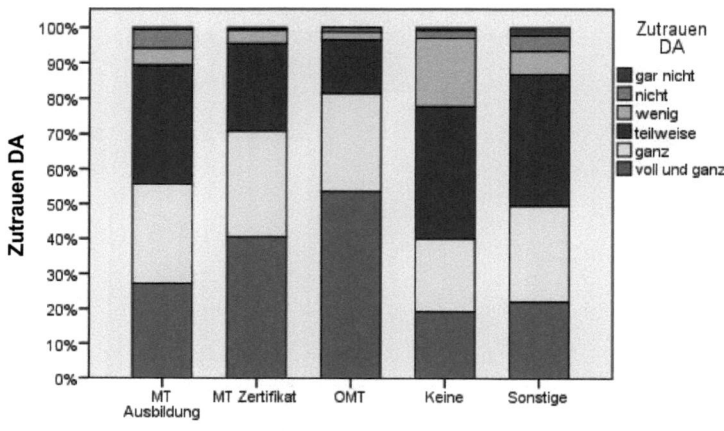

DA = Direct Access (Direktzugang)
MT = Manuelle Therapie
OMT = Orthopädische Manuelle Therapie

Abb. 10: Zutrauen zum DA in Abhängigkeit von der absolvierten Fortbildung

Anhand Tabelle 6 lässt sich die Befürwortung und das Zutrauen zum DA in Abhängigkeit von der Fortbildung zusammenfassen. Die Gruppen mit unterschiedlicher beruflicher Qualifikation (Fortbildungen) unterscheiden sich hoch signifikant ($p<0,002$) hinsichtlich der Befürwortung des Direct Access und hinsichtlich des Zutrauens zum Direct Access ($p<0,000$).

Tab. 6: Befürwortung und Zutrauen der Physiotherapeuten zum DA in Abhängigkeit von der Fortbildung

MT	= Manuelle Therapie	N = Anzahl
OMT	= Orthopädische Manuelle Therapie	MW = Mittelwert
DA	= Direct Access (Direktzugang)	SD = Standardabweichung
p	= Signifikanzwert	ANOVA = Analysis of Variance
**	= hoch signifikant	
***	= höchst signifikant	

Signifikanzniveau p<0,05

Anmerkung: Skala 0-5 (0 = ganz und gar nicht; 5 = voll und ganz)

Fortbildung	Befürwortung des DA			Zutrauen zum DA		
	N	MW	SD	N	MW	SD
MT Ausbildung	166	3,99	0,994	169	3,66	1,124
MT Zertifikat	422	4,19	0,982	425	4,06	0,939
OMT	86	4,35	0,930	86	4,30	0,895
Keine	137	4,01	0,966	135	3,33	1,106
Sonstige	92	3,85	1,138	91	3,49	1,168
Gesamt	903	4,11	1,002	906	3,84	1,067
p (ANOVA)	**0,002****			**0,000*****		

In den Tabellen 7-12 sind weitere Ergebnisse der Merkmale dargestellt, die auf die Fragestellungen „Ich befürworte den Direct Access" und „Ich traue mir zu den Erstzugang zu praktizieren" einen signifikanten Einfluss hatten. Mit Ausnahme des Ausbildungsstandes, hatten alle anderen Variabeln (Geschlecht, Fortbildung, Status, Arbeitsbereich, Arbeitszeit und Anteil orthopädischer Patienten) einen signifikanten Einfluss auf die Beantwortung dieser Fragen.

3 Ergebnisse

3.3.5 Befürwortung und Zutrauen zum Direct Access (DA) in Abhängigkeit vom Geschlecht

Aus Tabelle 7 zeigt sich, das sowohl die Befürwortung des Direktzugang höchst signifikant vom Geschlecht unterscheidet (p<0,000), wie auch das Zutrauen zum Direktzugang (p<0,000).

Tab. 7: Befürwortung und Zutrauen der Physiotherapeuten zum DA in Abhängigkeit vom Geschlecht

m   = männlich
w   = weiblich
DA = Direct Access (Direktzugang)
p   = Signifikanzwert
*** = höchst signifikant

N   = Anzahl
MW = Mittelwert
SD = Standardabweichung
ANOVA = Analysis of Variance

Signifikanzniveau p<0,05

Anmerkung: Skala 0-5 (0 = ganz und gar nicht; 5 = voll und ganz)

Geschlecht	Befürwortung des DA			Zutrauen zum DA		
	N	MW	SD	N	MW	SD
m	297	4,3	0,9	297	4,1	0,9
w	575	4,0	1,0	579	3,7	1,1
Gesamt	872	4,1	1,0	876	3,8	1,1
p (ANOVA)	0,000***			0,000***		

3.3.6 Befürwortung und Zutrauen zum Direct Access (DA) in Abhängigkeit von der Ausbildung

Aus Tabelle 8 geht hervor, dass die Befürwortung und das Zutrauen den Erstkontakt zu praktizieren nicht abhängig sind von der absolvierten Ausbildung. Es zeigt sich lediglich eine Tendenz dahingehend, dass Physiotherapeuten mit Bachelor oder Master Abschluss den DA eher befürworten und sich den DA eher zutrauen, als Kollegen, die keinen dieser Abschlüsse absolviert haben. Auch Physiotherapeuten mit anderen beruflichen Qualifikationen (Sonstige) befürworten den Direktzugang eher bzw. trauen sich den Direktzugang eher zu, wenn auch nicht statistisch signifikant.

Tab. 8: Befürwortung und Zutrauen der Physiotherapeuten zum DA in Abhängigkeit von der Ausbildung

DA = Direct Access (Direktzugang)   N = Anzahl
p = Signifikanzwert   MW = Mittelwert
ns = nicht signifikant   SD = Standardabweichung
                                    ANOVA = Analysis of Variance
Signifikanzniveau $p < 0{,}05$

Anmerkung: Skala 0-5 (0 = ganz und gar nicht; 5 = voll und ganz)

Ausbildung	Befürwortung des DA			Zutrauen zum DA		
	N	MW	SD	N	MW	SD
Staatsexamen	835	4,08	1,009	838	3,82	1,067
Bachelor	51	4,24	1,050	51	3,96	1,148
Master	12	4,67	0,492	12	4,42	0,669
Sonstige	14	4,50	0,760	13	4,31	0,947
Gesamt	912	4,10	1,006	914	3,84	1,069
p (ANOVA)	ns			ns		

3.3.7 Befürwortung und Zutrauen zum Direct Access (DA) in Abhängigkeit vom beruflichen Status

Die Varianzanalyse ergab höchst signifikante Unterschiede zwischen den Gruppen ($p<0,000$). Aufgeteilt nach dem beruflichen Status (selbständig, angestellt, beides) befürworten selbständige Physiotherapeuten den Direct Access eher ($p<0,000$) und trauen sich den Direct Access auch eher zu ($p<0,000$) als angestellte Physiotherapeuten. Der Scheffé-Test zeigte signifikante Unterschiede hinsichtlich des Zutrauens zum DA zwischen angestellten Physiotherapeuten und Physiotherapeuten, die sowohl angestellt wie auch selbständig arbeiteten.

Tab. 9: Befürwortung und Zutrauen der Physiotherapeuten zum DA in Abhängigkeit vom Status

Status = selbständig/angestellt	N	= Anzahl
DA = Direct Access (Direktzugang)	MW	= Mittelwert
p = Signifikanzwert	SD	= Standardabweichung
*** = höchst signifikant	ANOVA	= Analysis of Variance

Signifikanzniveau $p<0,05$

Anmerkung: Skala 0-5 (0 = ganz und gar nicht; 5 = voll und ganz)

Status	Befürwortung des DA			Zutrauen zum DA		
	N	MW	SD	N	MW	SD
selbständig	467	4,24	0,99	468	4,17	0,94
angestellt	362	3,93	1,00	365	3,45	1,07
beides	62	4,10	0,92	62	3,85	0,97
Gesamt	891	4,10	1,00	895	3,85	1,05
p (ANOVA)	0,000***			0,000***		

3.3.8 Befürwortung und Zutrauen zum Direct Access (DA) in Abhängigkeit vom Arbeitsbereich

Auch in Bezug auf den Arbeitsbereich ergeben sich signifikante Unterschiede in der Befürwortung des DA und im Zutrauen den DA zu praktizieren. Die Varianzanalyse ergab hoch bzw. höchst signifikante Unterschiede zwischen den Gruppen ($p<0,001$ bzw. $p<0,000$). Der Scheffé-Test zeigte signifikante Unterschiede in der Befürwortung des DA zwischen in der Praxis tätigen Physiotherapeuten und Physiotherapeuten, die im klinisch/stationären Bereich bzw. in anderen Bereichen tätig sind. Beim Zutrauen zum Direktzugang ein ähnliches Bild: Physiotherapeuten in der Praxis trauen sich den Direktzugang eher zu, als ihre Kollegen in der Klinik, oder in anderen Bereichen.

Tab. 10: Befürwortung und Zutrauen der Physiotherapeuten zum DA in Abhängigkeit vom Arbeitsbereich

DA = Direct Access (Direktzugang)
p = Signifikanzwert
ns = nicht signifikant
*** = höchst signifikant
** = hoch signifikant

N = Anzahl
MW = Mittelwert
SD = Standardabweichung
ANOVA = Analysis of Variance

Signifikanzniveau $p<0,05$

Anmerkung: Skala 0-5 (0 = ganz und gar nicht; 5 = voll und ganz)

Arbeitsbereich	Befürwortung des DA			Zutrauen zum DA		
	N	MW	SD	N	MW	SD
Klinik/stationär	116	3,87	1,034	118	3,51	0,941
Praxis	573	4,17	0,957	575	3,93	1,043
Beides	55	3,95	1,113	55	3,60	1,011
Andere	35	3,69	1,078	34	3,26	1,442
Gesamt	779	4,09	0,995	782	3,81	1,064
p (ANOVA)	0,001**			0,000***		

3.3.9 Befürwortung und Zutrauen zum Direct Access (DA) in Abhängigkeit von der Arbeitszeit

Die Varianzanalyse ergab im Gruppenvergleich hoch bzw. höchst signifikante Unterschiede zwischen den Gruppen (p=0,004 bzw. p<0,000). Der Scheffé-Test zeigte hinsichtlich der Befürwortung des DA einen signifikanten Unterschied zwischen Physiotherapeuten, die zwischen 21-30 Stunden arbeiteten im Vergleich zu Physiotherapeuten, die >40 Sunden arbeiteten. In Bezug auf das Zutrauen zum DA zeigten sich signifikante Unterschiede zwischen Physiotherapeuten, die >40 Stunden arbeiteten im Vergleich zu Therapeuten, die 11-20 Stunden bzw. 21-30 Stunden arbeiteten.

Tab. 11: Befürwortung und Zutrauen der Physiotherapeuten zum DA in Abhängigkeit von der Arbeitszeit

DA = Direct Access (Direktzugang) N = Anzahl
p = Signifikanzwert MW = Mittelwert
ns = nicht signifikant SD = Standardabweichung
*** = höchst signifikant ANOVA = Analysis of Variance
** = hoch signifikant

Signifikanzniveau p<0,05

Anmerkung: Skala 0-5 (0 = ganz und gar nicht; 5 = voll und ganz)

Arbeitszeit (in Stunden)	Befürwortung des DA			Zutrauen zum DA		
	N	MW	SD	N	MW	SD
≤10	46	3,96	0,965	46	3,74	1,124
11-20	91	3,93	1,162	89	3,52	1,207
21-30	140	3,88	1,190	141	3,62	1,131
31-40	371	4,18	0,855	370	3,87	1,002
>40	223	4,21	1,007	227	4,11	0,965
Gesamt	871	4,10	1,001	873	3,85	1,059
p (ANOVA)	0,004**			0,000***		

3.3.10 Befürwortung und Zutrauen zum Direct Access (DA) in Abhängigkeit vom Anteil orthopädischer Patienten

Physiotherapeuten, die orthopädische Patienten (>50%) behandeln, befürworten den Direktzugang eher als Physiotherapeuten, die weniger als 50% orthopädischer Patienten behandeln. Identisch verhält es sich mit dem Zutrauen zum Direktzugang. Statistisch signifikante Unterschiede sind für die Befürwortung des DA ($p<0,000$) und das Zutrauen zum DA ($p<0,000$) in Tabelle 12 dargestellt.

Tab. 12: Befürwortung und Zutrauen der Physiotherapeuten zum DA in Abhängigkeit vom Anteil orthopädischer Patienten

DA = Direct Access (Direktzugang)   N = Anzahl
p = Signifikanzwert   MW = Mittelwert
ns = nicht signifikant   SD = Standardabweichung
*** = höchst signifikant   ANOVA = Analysis of Variance

Signifikanzniveau $p<0,05$

Anmerkung: Skala 0-5 (0 = ganz und gar nicht; 5 = voll und ganz)

Anteil orthopädischer Patienten	Befürwortung des DA			Zutrauen zum DA		
	N	MW	SD	N	MW	SD
<=50%	311	3,92	1,065	313	3,54	1,118
>50%	581	4,22	0,94	581	4,04	0,973
Gesamt	892	4,11	0,995	894	3,86	1,053
p (ANOVA)	0,000***			0,000***		

3.4 Vergleich der Ergebnisse zur amerikanischen Studie

Deutsche und amerikanische Physiotherapeuten erhielten dieselben Fallvignetten und sollten anhand dieser Patientenbeispiele ihre Entscheidung bezüglich einer Therapiestrategie treffen. Aus Tabelle 13 geht hervor, dass deutsche Physiotherapeuten die Fallvignetten 1, 3, 7 und 11 besser beantwortet haben als ihre amerikanischen Kollegen, wenngleich die Ergebnisse keine statistische Signifikanz erreichen. Doch wenn es signifikante Unterschiede gibt, dann sind die amerikanischen Kollegen besser. Weitere signifikante Unterschiede zwischen deutschen und amerikanischen Physiotherapeuten sind in Tabelle 13 dargestellt.

Tab. 13: Prozentsatz der Physiotherapeuten, die die richtige Entscheidung getroffen haben: **Vergleich Deutschland – USA**

f	= Fallvignette	N	= Anzahl gesamt
%	= Richtige Entscheidung in Prozent	N_R	= Anzahl richtige Entscheidung
p	= Signifikanzwert	N_F	= Anzahl falsche Entscheidung
ns	= nicht signifikant		
*	= signifikant	grün	= muskuloskeletale Fälle
**	= hoch signifikant	gelb	= medizinisch nicht-kritische Fälle
***	= höchst signifikant	rot	= medizinisch kritische Fälle

Signifikanzniveau p<0,05

	Deutschland				USA				p Wert
	%	N	N_R	N_F	%	N	N_R	N_F	(t-Test)
f1	97,6	937	915	22	97,3	394	383	11	ns
f2	58,1	937	544	393	59,4	394	234	160	ns
f3	93,3	937	874	63	90,7	394	357	37	ns
f4	93,5	937	876	61	96,2	394	379	15	ns
f5	55,7	937	522	415	67,6	394	266	128	<0,000***
f6	95,0	937	890	47	98,4	394	388	6	0,002**
f7	99,9	937	936	1	99,7	394	393	1	ns
f8	60,6	937	568	369	91,3	394	360	34	<0,000***
f9	39,9	937	374	563	77,0	394	303	91	<0,000***
f10	47,5	937	445	492	61,7	394	243	151	<0,000***
f11	95,4	937	894	43	93,9	394	370	24	ns
f12	64,2	937	602	335	93,4	394	368	26	<0,000***

In Tabelle 14/a und 14/b sind die Ergebnisse zwischen deutschen und amerikanischen Physiotherapeuten, unterteilt nach den Subgruppen, aufgeführt. Bei den Physiotherapeuten, die alle Fallbeispiele einer Subgruppe richtig beantwortet haben, zeigen sich insbesondere Unterschiede bei den muskuloskeletalen und medizinisch-kritischen Fallvignetten. Aus Tabelle 14/b wird deutlich, dass deutsche Physiotherapeuten und ihre amerikanischen Kollegen die medizinisch nicht-kritischen Fallvignetten identisch beurteilt haben. Allerdings zeigen sich auch bei der mittleren Anzahl gelöster Fallbeispiele große Unterschiede in der richtigen Einschätzung der muskuloskeletalen und medizisch kritischen Fallvignetten.

Tab. 14/a: Prozentsatz der Physiotherapeuten mit vollständig richtigen Antworten unterteilt nach Subgruppen. Vergleich Deutschland - USA

	muskuloskeletal	medizinisch nicht-kritisch	medizinisch kritisch
Deutschland	29,8	53,7	17,4
USA	50,0	56,1	49,6

Tab. 14/b: Mittlere Anzahl gelöster Fallbeispiele (in Prozent) unterteilt nach Subgruppen. Vergleich Deutschland - USA

	muskuloskeletal	medizinisch nicht-kritisch	medizinisch kritisch
Deutschland	78,0	87,8	53,3
USA	87,3	87,8	79,0

3.5 Zusammenfassung der Ergebnisse

Physiotherapeuten in Deutschland haben die 12 Fallvignetten zwischen 39,9% und 99,9% richtig beantwortet. Die muskuloskeletalen Fälle wurden im Mittel zu 78% richtig beantwortet. Alle muskuloskeletalen Fälle wurden von 29,8% der Physiotherapeuten richtig beantwortet. Einen signifikanten Einfluss auf die richtige Entscheidung hatte der Faktor Fortbildung ($p<0,000$) sowie der Anteil orthopädischer Patienten ($p=0,048$). Richtig beantwortet wurden die medizinisch nicht-kritischen Fälle im Mittel in 87,8% der Fälle. Vollständig richtig wurden die medizinisch nicht-kritischen Fälle in 53,7% beantwortet. Einen signifikanten Einfluss auf die Entscheidung hatte der Anteil der orthopädischen Patienten ($p=0,009$). Im Mittelwert haben deutsche Physiotherapeuten 53,3% der medizinisch-kritischen Fälle richtig beantwortet, vollständig richtig nur 17,4% dieser Fälle. Einen hoch signifikanten Einfluss auf die richtige Entscheidung hatte hier der Faktor Berufserfahrung ($p=0,003$).

Hinsichtlich des Direct Access (DA) befürworten 75,7% der Physiotherapeuten den direkten Zugang, 61,8% trauen sich zu den Direktzugang zu praktizieren. Einen signifikanten Einfluss auf die Befürwortung des DA und das Zutrauen zum DA haben Berufserfahrung ($p=0,038$ bzw. $p<0,000$), Fortbildung ($p=0,002$ bzw. $p<0,000$), Geschlecht ($p<0,000$), Status der beruflichen Tätigkeit ($p<0,000$), Arbeitsbereich ($p<0,001$ bzw. $p<0,000$), Arbeitszeit ($p=0,004$ bzw. $p<0,000$) und der Anteil orthopädischer Patienten ($p<0,000$).

Im Vergleich zu den amerikanischen Kollegen zeigen sich bei der Hälfte der Fallvignetten signifikante Unterschiede, insbesondere bei den muskuloskeletalen und den medizinisch kritischen Fallbeispielen.

4 DISKUSSION

Bei der Frage, ob Physiotherapeuten in Deutschland der Direktzugang ermöglicht wird, handelt es sich um eine rechtliche und politische Entscheidung. Hierbei werden Politiker und Versicherungsträger abwägen, ob der mögliche Gewinn in einem adäquaten Verhältnis zum möglichen Verlust steht, bevor eine gesundheitspolitische Entscheidung getroffen wird (Deyle 2006). In einem Gasteditorial merkt Deyle (2006) an, dass das zu erwartende Risiko einer physiotherapeutischen Intervention äußerst gering ist, während der Nutzen für den Patienten substantiell sein kann. Verschiedene klinische Studien kommen zu der Ansicht, dass der Nutzen einer physiotherapeutischen Behandlung bei Patienten mit muskuloskeletalen Störungen vergleichbar ist mit Therapiestrategien wie Medikamenten, Injektionen sowie Operationen, die aber ein viel höheres Risiko nach sich ziehen (Brox et al. 1999, Deyle et al. 2000, Deyle et al. 2005). In einer randomisiert kontrollierten Studie wurde die Effektivität im Management von Patienten mit muskuloskeletalen Beschwerden von spezialisiert ausgebildeten Physiotherapeuten (orthopaedic physiotherapy specialists) mit orthopädischen Chirurgen verglichen. Dabei wurden 481 Patienten randomisiert auf zwei Gruppen aufgeteilt. Klinisch relevant war die größere Patientenzufriedenheit zugunsten der Physiotherapie Gruppe. Weiterhin zeigte sich, dass die direkten Krankenhauskosten die durch die Physiotherapeuten verursacht wurden geringer waren, was damit erklärt wurde, dass seitens der Physiotherapeuten beispielsweise weniger Röntgenaufnahmen angeordnet wurden (Daker-White et al. 1999).

Ein wichtiges Argument für den Direct Access in Deutschland ist die Tatsache, dass der Erstzugang zum Physiotherapeuten in vielen Ländern bereits Realität ist und erfolgreich praktiziert wird. In einer retrospektiven Studie von Moore (2005b) im Gesundheitswesen des amerikanischen Militärs konnte gezeigt werden, dass 45,1% der Patienten den Physiotherapeuten ohne ärztliche Überweisung aufsuchten. Ein Großteil der beteiligten Physiotherapeuten hatten einen Abschluss auf Masterniveau und 84 der 95 Physiotherapeuten absolvierten ein 2-wöchiges Spezialtraining in Differentialdiagnose, Radiologie und Pharmakologie. Während der 40-monatigen Beobachtungsphase wurden insgesamt 472.013 Patientenbesuche notiert. 23.9% dieser Patienten waren Neu-patienten. 50.799 dieser

4 Diskussion

Neupatienten wurden direkt vom Physiotherapeuten, ohne ärztliche Überweisung gesehen. Neben den üblichen muskuloskeletalen Verletzungen, wurden aber auch weniger häufig auftretende Syndrome diagnostiziert, wie: Osteochondrosis dissecans, Pubalgie, lumbale Spinalstenose und Nervenverletzungen. In keinem dieser Fälle wird über medizinische Vorfälle berichtet, die durch eine physiotherapeutische Fehldiagnose im Management des Patienten ausgelöst wurden. Die Autoren merken an, dass Physiotherapeuten in Militärkrankenhäusern möglicherweise effizienter und effektiver arbeiten, da diese enger mit den behandelnden Ärzten und anderen Fachgebieten zusammen arbeiten (Moore et al. 2005b). Diese Tatsache lässt sich nicht unmittelbar auf den selbständigen Physiotherapeuten in eigener Praxis übertragen. Nach Deyle (2006) handelt es sich allerdings bei einer physiotherapeutischen Intervention um eine optimale Kombination von hohem Nutzen und vergleichsweise geringem oder keinem Risiko (Risiko-Nutzen Ratio). Diese Kombination ist relativ selten im Gesundheitswesen und stellt deshalb ein äußerst wirkungsvolles Instrument dar.

Im Diskussionsteil werden die Ergebnisse anhand der aufgestellten Hypothesen diskutiert. Anschließend werden die Limitierungen der Studie aufgezeigt sowie ein Ausblick für weitere Untersuchungen gegeben.

4 Diskussion

4.1 Richtige Entscheidung anhand von Fallbeispielen

Insgesamt gibt es derzeit nur wenige Studien, die die Kompetenzen von Physiotherapeuten in der Beantwortung von Fallbeispielen gezielt abfragen. In der vorliegenden Arbeit haben durchschnittlich 75,1 % der Physiotherapeuten die Fallbeispiele richtig beantwortet. Wie aus Tabelle 14/b zu ersehen ist, sind das aufgeteilt nach muskuloskeletalen, medizinisch nicht-kritischen und medizinisch kritischen Fällen 78,0%, 87,8% bzw. 53,3%. In der Studie von Jette et al. (2006) haben amerikanische Physiotherapeuten die identischen Fallvignetten erhalten. Amerikanische Physiotherapeuten haben die gleichen Fallbeispiele durchschnittlich zu 85,6% richtig gelöst, aufgeteilt nach muskuloskeletalen, medizinisch nicht-kritischen und medizinisch kritischen Fällen sind das: 87,3%, 87,8% bzw. 79,0% (Jette et al. 2006).

In unserer Studie haben deutsche Physiotherapeuten sechs der zwölf Fallbeispiele mit 90% oder mehr richtig beantwortet im Vergleich zu acht von zwölf Fallvignetten in der amerikanischen Studie (Jette et al. 2006). Hierbei handelte es sich entweder um muskuloskeletale oder medizinisch nicht-kritische Fälle. Die Ergebnisse dieser Studie decken sich aber auch mit den Ergebnissen anderer Autoren, die zeigen konnten, dass Physiotherapeuten möglicherweise nicht immer in der Lage sind Kontraindikationen in der Behandlung zu erkennen (Leerar et al. 2005, Leerar et al. 2007, Jette et al. 2006, Riddle et al. 2004). So haben beispielsweise nur 17,4% der Physiotherapeuten alle medizinisch kritischen Fälle richtig beantwortet im Vergleich zu knapp 50% in der amerikanischen Studie. Diese Zahl ist von Bedeutung, wenn es darum geht, im Falle eines „Direct Access" Patienten mit ernsthaften Erkrankungen zu erkennen und zum Arzt zu überweisen. Die Ergebnisse zeigen deshalb auch die Notwendigkeit, dass Physiotherapeuten in Deutschland in der Ausbildung verstärkt in Fächern wie Diagnostik und Differentialdiagnose sowie der Erkennung von Kontraindikationen geschult werden müssen. Dass Physiotherapeuten in der Lage sind Abnormalitäten zu erkennen, bevor Patienten einen Arzt oder Radiologen gesehen haben, zeigt sich in Studien aus dem Ausland. Garber (2005) konnte anhand von zwei Fallbeispielen beispielsweise zeigen, dass die Auswahl zuverlässiger klinischer Tests in der Entscheidungsfindung hilfreich und effektiv sein kann, um schwerwiegende Pathologien auszuschließen. Zumindest sollte aber ein Physiotherapeut, auch wenn er sich nicht in einer Primärkontakt Situation befindet, erkennen, wann die Überweisung z.B. zu einem Radiologen indiziert ist. Auch Ross und Bayer (2005) machen in ihrer Fallstudie eines 45-jährigen Mannes deutlich, wie wichtig das Verständnis über und die Interpretation von klinischen Ergebnissen ist. In dieser Direct Access Situation überwies der Physiotherapeut den Patienten aufgrund anhaltender Schmerzen und keiner Verbesserung durch konservative Maßnahmen zum Arzt, der schließlich einen Lungentumor diagnostizierte. In einer weiteren Fallbeschreibung wird die Problematik eines 26-jährigen Patienten mit chronischen Rückenschmerzen beschrieben, der sich in einer „Direct Access" Situation beim Physiotherapeuten vorstellt. Aus der Anamnese wird bekannt, dass es im Jugendalter zu repetitiven Traumen in Hyperextension gekommen war. Nach eingehender Untersuchung überweist der Physiotherapeut den Patienten schließlich zum Röntgen aufgrund des Verdachtes eines knöchernen Pars interarticularis Defekts. Die Diagnose im Röntgenbild: bilaterale Spondylolyse L5. Auch dieses Fallbeispiel zeigt, dass die Überweisung zu einem anderen Experten im Gesundheitswesen (hier beispielsweise der Radiologe) ein wichtiges Ergebnis der klinischen Untersuchung sein kann. Auch wenn die Diagnose in diesem Fall nicht lebensbedrohlich war, so beeinflusst sie doch das weitere Vorgehen in der Therapie (Thein-Nissenbaum und Boissonnault 2005).

Zwar sind derartige schwerwiegende Pathologien eher selten, dennoch müssen sie in der Befunderhebung von Physiotherapeuten erkannt werden. Wie bereits erwähnt, haben in der vorliegenden Arbeit nur 17,4% der Physiotherapeuten alle medizinisch kritischen Fälle vollständig richtig erkannt. Insgesamt gab es drei medizinisch kritische Fälle (Fall 5, 9 und 12). Tabelle 13 zeigt im Vergleich zur amerikanischen Studie, dass sich die Beantwortung aller drei medizinisch kritischen Fälle statistisch signifikant von einander unterscheiden. Da das Erkennen von möglicherweise lebensbedrohlichen Krankheitszuständen und Risikofaktoren eine unabdingbare Kompetenz auf dem Weg zum „Direct Access" darstellt, werden die drei medizinisch kritischen Fälle aus der Studie von Jette et al. (2006) gesondert dargestellt.

4.1.1 Analyse der medizinisch kritischen Fälle

> Fall 5.
> Eine 60-jährige Frau, die anscheinend gesund, aber wenig aktiv ist, klagt über einen plötzlichen Schmerz im rechten Kn e. An einen Sturz kann sie sich nicht erinnern. Das Gelenk ist sehr empfindlich, warm und rot. Die Gelenkbeweglichkeit ist schmerzhaft und vermindert. Keine früheren oder aktuellen Gelenkbeschwerden werden von der Patientin berichtet.

Bei diesem Fallbeispiel handelt es sich vermutlich um ein septisches Gelenk. Das Gelenk ist heiß und geschwollen, jegliche Bewegung schmerzt. Risikofaktoren für die Behandlung sind zudem der plötzliche Beginn, ohne bekannten Auslöser. Ein Patient mit diesen Symptomen und Zeichen erfordert eine weitere ärztliche Behandlung (Calmbach und Hutchens 2003, Jackson et al. 2003, FitzSimmons und Wardrope 2005).

> Fall 9:
> Ein 70-jähriger Mann klagt über dumpfe konstante thorakolumbale Schmerzen, die sich während der letzten zwei Tage verstärkt haben. Bewegung im Allgemeinen erhöht die Schmerzen, es gibt jedoch keine bestimmte Haltung oder Bewegung des Rumpfes die den Schmerz mehr als andere Bewegungen beeinflusst. Die Schmerzen sind weder ausstrahlend, noch gibt es irgendwelche sensori-schen oder motorischen Beeinträchtigungen.

Bei diesem Fall handelt es sich um einen Patienten mit Rückenschmerzen, der älter als 50 Jahre ist. Dieser Umstand allein stellt ein „Red Flag" dar, da Patienten in diesem Alter einem höheren Risiko für spezifische (pathologische) Rückenschmerzen ausgesetzt sind als jüngere Patienten. Der Schmerz wird nicht durch Bewegungen des Oberkörpers beeinflusst, untypisch für rein mechanische, muskuloskeletale Beschwerden. Vielmehr ist der Schmerz konstant und ohne bekannten Auslöser. In der Literatur wird beschrieben das alleiniger Rückenschmerz durch ein Aortenaneurysma auftreten kann. Bleibt dieser Zustand undiagnostiziert, stellt dies eine lebensbedrohliche Situation mit hoher Sterblichkeitsrate dar (Della-Guistina und Nolan 2004, Winters et al. 2006, Buchberger 2007, Arnold et al. 2009).

> **Fall 12:**
> Ein 45-jähriger Mann klagt über einen leichten tiefsitzenden Schmerz in der Brustwirbelsäule, der ihn nachts beim Schlafen stört. Der Schmerz ist intermittierend, aber nimmt seit den letzten zwei Wochen zu. Eine Veränderung der Körperposition bringt keine Erleichterung. Nachts scheint der Schmerz schlimmer zu sein als tagsüber. Der Patient fühlt sich allgemein schlapp und erschöpft, was er auf seinen Schlafmangel zurückführt.

Der Schmerz des Patienten ändert sich nicht durch Positionswechsel, wiederum nicht passend für einen muskuloskeletalen Schmerz. Zwar ist der Schmerz intermittierend, aber die langsame Schmerzzunahme und insbesondere der „Nachtschmerz" stellen Red Flags dar und könnten auf einen Tumor hindeuten. Das Risiko für eine Kompression des Rückenmarks und der Cauda Equina ist erhöht, wenn das Problem nicht durch eine ärztliche Behandlung behoben wird (Atlas und Deyo 2001, Della-Guistina und Nolan 2004, Boissonnault und Bass 1990, Cates 1997, Buchberger 2007, Arnold et al. 2009).

In der Literaturstudie von Arnold et al. (2009) beschreiben die Autoren acht Gruppen von Red Flags, die auf das Vorhandensein einer spezifischen ernsthaften Erkrankung bei Patienten mit Schmerzen im Lendenbereich hinweisen: Traumata (manchmal in Kombination mit Osteoporose), erste Rückenschmerzen im Alter von < 20 oder > 50 Jahren, Malignität in der Krankengeschichte, konstitutionelle und konditionelle Probleme wie Fieber, allgemeine Übelkeit und Gewichtsverlust, Risikofaktoren für eine Wirbelsäuleninfektion wie intravenöser Drogenmissbrauch, Immunsupression oder HIV, Neurologische Zeichen und Symptome, wie z.B. Cauda-Equina-Syndrom, nächtliche Schmerzen sowie Sonstige (Bauchschmerzen, thorakale Schmerzen, lang anhaltende Kortisoneinnahme). Allerdings handelt es sich bei den in die Literaturstudie inkludierten Originalarbeiten meist um Fallstudien, deren Verallgemeinerung begrenzt ist. Ebenso verhält es sich mit der Evidenz von „Red Flags". Die Validität der Red Flags ist bisher nur unzureichend

untersucht. Daher lässt sich die Bedeutung von Risikofaktoren meist nur im gesamten Kontext beurteilen. Kann der Physiotherapeut diesen Wert nicht beurteilen, sollte er den Patienten, zur Abwehr von Gefahren, immer zum Arzt überweisen. (Arnold et al. 2009)
Problematisch kann sicherlich die Aufteilung der medizinisch Fälle in medizinisch kritisch und medizinisch nicht-krititisch in Anlehnung an die Studie von Jette et al. (2006) angesehen werden. Die Aufteilung wurde mit der Dringlichkeit einer ärztlichen Überweisung begründet. Zwar waren die medizinisch nicht-kritischen Fälle (Fall 1 V.a. periphere arterielle Verschlusskrankheit; Fall 2 V.a. Metartasale V-Fraktur; Fall 7 V.a. Handgelenksfraktur; Fall 11 V.a. viszeralen Schmerz) nicht unmittelbar lebensbedrohlich, stellten aber eine „Grauzone" zu den medizinisch-kritischen Fällen dar. Besonders deswegen weil eine verlängerte Leidenszeit dem Patienten nicht zuzumuten wäre und somit einklagbar wäre.

In die gleiche Richtung argumentieren Gegner des Direktzugangs, wenn es um die Kompetenzen von Physiotherapeuten geht. Sie versuchen Versicherungsträger und die Öffentlichkeit davon zu überzeugen, dass Physiotherapeuten nicht in der Lage sind Patienten zu erkennen, die aufgrund ihrer Diagnose primär nicht für eine physiotherapeutische Behandlung geeignet sind. Dabei konnte in prospektiven Studien gezeigt werden, dass Physiotherapeuten und orthopädisch-chirurgisch arbeitende Ärzte bzgl. ihrer Diagnose zu identischen Einschätzungen kamen. Patienten waren zudem zufriedener, wenn sie von einem Physiotherapeuten behandelt wurden (Daker-White et al. 1999, Moore et al. 2005a). Bei den Bedenken, Physiotherapeuten könnten bestimmte Krankheitsbilder übersehen und so den Patienten gefährden, rückt eine Diagnose besonders in den Vordergrund: ein Tumor der Wirbelsäule. Tatsächlich tritt dieses Krankheitsbild in der orthopädischen Praxis aber nur in ungefähr in Einem von tausend Patienten auf, und lässt sich durch geeignete „Screening"-Verfahren mit einer Sensitivität von 100% ausschließen (Slipman et al. 2003, Jarvik und Deyo 2002). Im Gegensatz dazu ist das Risiko einer Komplikation bei einem operativen Vorgehen, wie beispielsweise einer Totalendoprothese des Kniegelenks, ungleich höher und liegt bei 3,6% oder ungefähr 4/100 Patienten (Deyle 2006).

4 Diskussion

4.2 Abhängigkeit von der beruflichen Qualifikation (Fortbildungen)

Physiotherapeuten, die nach ihrer derzeit 3-jährigen Ausbildung an der Berufsfachschule eine Weiterbildung in Manueller Therapie (MT) besucht haben bzw. eine dem Studium ähnliche Ausbildung in Orthopädisch Manueller Therapie (OMT) besucht haben, beantworteten die Fallvignetten signifikant besser ($p<0,000$), als Physiotherapeuten ohne eine derartige Zusatzausbildung. Allerdings bezieht sich dieses Ergebnis nur auf die muskuloskeletalen Fallvignetten (Tab. 2). Keine signifikanten Unterschiede sind bei den medizinisch nicht-kritischen und den medizinisch-kritischen in Bezug auf die berufliche Qualifikation zu erkennen (Tab. 2). Auch andere Studien kommen zu dem Ergebnis, dass Physiotherapeuten mit einer Spezialisierung im orthopädischen Bereich oder einer Zusatzausbildung in Manueller Therapie besser abschnitten als Physiotherapeuten ohne Spezialisierung (Childs et al. 2005, Jette et al. 2006 Oldmeadow et al. 2007). In der amerikanischen Vergleichsstudie von Jette et al. (2006) bezogen sich die signifikanten Unterschiede allerdings auf alle drei Untergruppen (muskuloskeletal, medizinisch nicht-kritisch, medizinisch kritisch) aller Fallvignetten. In der vorliegenden Studie haben innerhalb der Gruppe mit Weiterbildung in OMT 48,8% alle muskuluskeletalen Fallbeispiele vollständig richtig beantwortet, im Vergleich zu 58,7% in der Studie von Jette et al. (2006). Da selbst Physiotherapeuten mit Zusatzqualifikation die medizinisch kritischen Fallvignetten, also die Fälle die einer Überweisung zum Arzt bedürfen, nicht statistisch-signifikant besser beantwortet haben, muss davon ausgegangen werden, dass die Inhalte der Fort- und Weiterbildung zu wenig auf Differentialdiagnose, Screeningverfahren und dem Erkennen von Kontraindikationen fokussiert ist. Unabhängig von der Beantwortung der Fallbeispiele sprechen weitere Argumente für eine Weiterbildung innerhalb der Manuellen Therapie. So konnte eine Studie aus den Niederlanden zeigen, dass eine manualtherapeutische Behandlung bei Patienten mit Nackenschmerzen zu einer schnelleren Verbesserung der Symptome kam als eine Behandlung durch den Arzt bzw. eine reine physiotherapeutische Behandlung (Hoving et al. 2006, Korthals-de Bos et al. 2003). Zudem erwies sich die Manuelle Therapie um 2/3 kostengünstiger wie die beiden anderen Verfahren (Korthals-de Bos et al. 2003).

4.3 Abhängigkeit von der Berufserfahrung

Berufserfahrung spielt bei der Beantwortung der medizinisch kritischen Fallvignetten eine Rolle. Der Altersdurchschnitt lag in unserer Studie bei 15,6 Jahren (Streubreite: 0-50 Jahre, SD: 9,3) Physiotherapeuten mit einer größeren Berufserfahrung in Jahren treffen häufiger die richtige Entscheidung als jüngere, unerfahrene Kollegen (Tab. 3; p=0,003). Da auch das Alter (in Jahren) hoch signifikant mit der Berufserfahrung (p<0,01; Spearman-Rho 0,83) korreliert, kann davon ausgegangen werden, dass ältere Kollegen sicherer im Umgang mit Kontraindikationen für eine physiotherapeutische Behandlung sind. In der Studie von Jette et al. (2006) praktizierten 78,5% der befragten Physiotherapeuten länger als 10 Jahre. Allerdings wurde der Einfluss der Berufserfahrung auf die Beantwortung der Fallbeispiele von den Forschern nicht untersucht. Muss der Physiotherapeut am Patienten arbeiten um Berufserfahrung zu erhalten, und um bestimmte Fallbeispiele richtig einzuordnen? In der vorliegenden Arbeit hatte die aktuelle Arbeitszeit am Patienten keinen signifikanten Einfluss auf die Anzahl der richtig beantworteten Fallvignetten.

4.4 Abhängigkeit vom Anteil orthopädisch behandelter Patienten

62,4% der befragten Physiotherapeuten gaben an, mehr als die Hälfte der Zeit orthopädische Patienten zu behandeln (Vgl. amerikanische Studie von Jette et al, 2006: 89,8%) und 33,6% der Physiotherapeuten sagten, dass der Anteil orthopädischer Patienten in ihrer Praxis weniger als 50% darstellt (Vgl. amerikanische Studie von Jette et al. 2006: 10,2%). Aus den Ergebnissen geht hervor, dass die Beantwortung der Fallvignetten in den Untergruppen muskuloskeletal und medizinisch nicht kritisch abhängig ist vom Anteil der orthopädischen Patienten (Tab. 4). In der Subgruppe der medizinisch kritischen Fallbeispiele spielt der Anteil der orthopädisch behandelten Patienten allerdings keine signifikante Rolle in der richtigen Beantwortung dieser Fallbeispiele (Tab. 2). Auffällig ist, dass Physiotherapeuten, die weniger als 50% orthopädischer Patienten in ihrem Praxisalltag behandeln, die medizinisch nicht-kritischen Fallvignetten signifikant besser beantwortet haben als Physiotherapeuten deren Anteil an orthopädischen Patienten mehr als 50% betrug. Ein Erklärungsmodell hierfür könnte sein, dass die Fallvignetten ausschließlich aus dem neuromuskuloskeletalen Bereich kamen. Physiotherapeuten, die weniger mit orthopädischen Patienten arbeiten, sind in ihrer Entscheidung möglicherweise unsicherer und wählen daher primär den traditionellen, sicheren Weg: „den Patient mit Physiotherapie behandeln und zusätzlich zur weiteren medizinischen Abklärung zum Arzt überweisen".

Anders war es in der amerikanischen Studie bei den muskuloskeletalen Fallvignetten. Physiotherapeuten mit einem Anteil von mehr als 50% orthopädischer Patienten tendierten dazu, häufiger die richtige Entscheidung im Management ihrer Patienten zu treffen (Jette et al. 2006). Dieses Ergebnis lässt sich eventuell damit erklären, dass der Anteil der orthopädischen Patienten in der Studie aus Amerika insgesamt höher war. Insgesamt wurden in beiden Studien die medizinisch nichtkritischen Fallbeispiele gleichermaßen gut beantwortet (Tab. 14/b). So wurden sowohl in Deutschland, wie auch in Amerika durchschnittlich 87,7% der medizinisch-kritischen Fallvignetten richtig beantwortet. Ähnlich wie bei der Frage der besuchten Fortbildung und der Berufserfahrung lässt sich aber auch beim Anteil der orthopädischen Patienten kein durchgängiges bzw. einheitliches Muster erkennen.

4.5 Befürwortung und Zutrauen zum Direct Access

Die Ergebnisse dieser Studie zeigen, dass deutsche Physiotherapeuten den Direct Access (DA) mit großer Mehrzahl (75,7%) befürworten und sich diesen Schritt auch in 61,8% überwiegend zutrauen. Allerdings gibt es wenig Vergleichsstudien, da der Direktzugang im Ausland meist schon praktiziert wird. In einer kürzlich in Deutschland publizierten Querschnittsstudie an 408 Physiotherapeuten beschreiben die Autoren die Einstellung von Physiotherapeuten zum Direct Access. 92% der Befragten möchten, dass der First-Contact-Practitioner Status für qualifizierte Physiotherapeuten eingeführt wird, demgegenüber stehen 6% Unentschlossenen und 2% der Befragten, die das verneinen. Eine große Mehrheit der Befragten erachtet den Direct Access nicht nur als wichtig (38%) sondern auch als unbedingt notwendig (53%). Die Ergebnisse lassen sich allerdings nicht ohne weiteres verallgemeinern, da die Stichprobengröße im Vergleich zur Gesamtpopulation der Physiotherapeuten eher klein war (Gründkemeyer und Zalpour 2010).

In der Vergleichsstudie von Jette und Kollegen (2006) praktizierten bereits 81,1% der amerikanischen Physiotherapeuten in einem Direct Access- Staat. Die Frage, ob ein Direct Access befürwortet wird bzw. ob sich die Physiotherapeuten einen

Direktzugang zutrauen würden, war für die amerikanischen Kollegen demnach nicht relevant und wurde aus diesem Grund auch nicht gestellt.

In einer Studie von Crout et al. (1998) wurden Physiotherapeuten der Bundesstaaten Massachusetts und Connecticut in Amerika befragt, ob sie den Erstzugang unterstützen würden. 74,9% der Physiotherapeuten befürworteten den Direct Access, 18,7% verhielten sich neutral und 6,4% lehnten die Möglichkeit den Patienten direkt zu behandeln ab. In einem Online-Voting des Zentralverbandes der Krankengymnasten/Physiotherapeuten (ZVK) wurden Kollegen in Deutschland befragt, ob Physiotherapeuten ausreichend qualifiziert für den Direct Access des Patienten sind 83,3% der befragten Physiotherapeuten gaben an, dass dieser Schritt nur über eine zusätzliche Qualifikation realisierbar ist. Offen blieb, welche Art von Qualifikation damit gemeint ist. Weiter wurde erfragt, wie Physiotherapeuten die Bereitschaft ihrer Patienten einschätzen, vom Erstzugang Gebrauch zu machen. Insgesamt schätzten 85% die Bereitschaft des Patienten mit sehr hoch bzw. hoch ein. Keiner der Befragten sagte, die Patienten würden gar nicht von diesem Angebot Gebrauch machen (Zentralverband der Krankengymnasten, 2009). In den Niederlanden haben bei der Einführung des Direct Access im Jahr 2006 28,4% der physiotherapeutisch behandelten Patienten von der Möglichkeit Gebrauch gemacht, ohne vorherigen Arztkontakt die Praxis aufzusuchen (Leemrijse et al. 2008).

4.6 Befürwortung des Direct Access (DA) in Abhängigkeit von Berufserfahrung und beruflicher Qualifikation

Die Berufserfahrung machte sich signifikant auf die Befürwortung des Direct Access (p=0,038) wie auch auf das Zutrauen zum Direct Access (p<0,000) bemerkbar. Dies ist insofern nachzuvollziehen, da mit Dauer der beruflichen Tätigkeit und der Erfahrung auch das Selbstbewusstsein in die eigenen Fähigkeiten steigt. Angesichts der eher bedrückenden Ergebnisse vor allem bei den medizinisch-kritischen fällen fällt auf, dass sich immerhin 27,7% der Physiotherapeuten mit einer Berufserfahrung von maximal 2 Jahren den Direct Access „ganz" oder „voll und ganz" zutrauen würden. Die Diskrepanz zwischen den Ergebnissen und dem eigenen Zutrauen gerade bei jüngeren Physiotherapeuten könnte auf eine Überschätzung der eigenen Fähigkeiten hinweisen. Erstaunlich auch das Ergebnis bei

4 Diskussion

Physiotherapeuten mit der längsten Berufserfahrung (>16 Jahre). Hier lässt die Befürwortung des DA und das Zutrauen zum DA im Mittelwertsvergleich wieder nach. Möglicherweise sind Physiotherapeuten mit langjähriger Berufserfahrung nicht immer voll und ganz „up to date" und in ihrem Berufsalltag so gefangen, dass sie die neue Herausforderung scheuen und die Unsicherheit dadurch steigt.

56,1% der Befragten hatten eine Ausbildung in Manueller Therapie abgeschlossen (MT Zertifikat bzw. OMT). Und auch die absolvierte Fortbildung, und hier wurde insbesondere die Weiterbildung in Manueller Therapie dargestellt, wirkte sich signifikant auf die Befürwortung des Direct Access ($p=0,002$) wie auch auf das Zutrauen zum Direct Access ($p<0,000$) aus. Es zeigte sich, dass mit dem Absolvieren einer OMT Ausbildung, die von der Dauer und dem Zeitaufwand mit einem Studium vergleichbar ist, auch die Befürwortung des DA und das Zutrauen zum DA anstieg. Insgesamt 81,4% der in orthopädischer manueller Therapie fortgebildeten Physiotherapeuten trauten sich den Erstzugang „ganz" oder „voll und ganz" zu. Diese 2-3-jährige Weiterbildung vermittelt beispielsweise Inhalte wie Differentialdiagnostik, Test und Screeningverfahren und die Erkennung von Kontraindikationen für eine physiotherapeutische Behandlung. Demzufolge ist dann auch nicht verwunderlich, dass das Zutrauen in die eigenen Fähigkeiten steigt und der Erstzugang eher befürwortet wird. Diese Ergebnisse decken sich mit den Ergebnissen der Studie von Jette et al. (2006), wenngleich sie nicht im Zusammenhang zum Direct Access stehen. Physiotherapeuten, die eine orthopädische bzw. manualtherapeutische Spezialisierung hatten (25,1%), trafen bei den muskuloskeletalen sowie den medizinisch kritischen Fallvignetten häufiger die richtige Entscheidung. Bemerkenswert allerdings auch, dass sich 40% der Physiotherapeuten den Erstzugang „ganz" oder „voll und ganz" zutrauen, obwohl sie keine der genannten Fortbildungen absolviert haben. Hier driften die Ergebnisse der Studie und das Zutrauen in die eigenen Fähigkeiten erneut weit auseinander. Gerade vor diesem Hintergrund scheint es sinnvoll nicht nur die berufspolitische Perspektive zu sehen, („Das wollen wir auch haben") sondern kritisch zu hinterfragen, über welche Kompetenzen jeder einzelne Physiotherapeut verfügen muss um als First Contact Practitioner zu arbeiten (Zalpour 2009a).

4 Diskussion

Vor dem Hintergrund einer möglichen Einführung des Direct Access in Deutschland haben Gründkemeyer und Kollegen (2010) Physiotherapeuten in ihrer Querschnittsstudie befragt, welche Vorteile/Chancen bzw. Nachteile/Risiken sie selbst sehen würden. Es waren maximal drei Antworten möglich. Bei den Vorteilen standen die verbesserte Patientenversorgung (51,2%), die Stärkung des Berufsstands (51,0%) und die erhöhte Berufsautonomie (42,4%) im Vordergrund. Bei den Nachteilen dominierte ein möglicher Missbrauch und Selbstüberschätzung (48,3%), bürokratische Hürden (38,2%) und die Entwicklung von 2-Klassen Therapeuten (37,3%). Mit 35,1% nannten als Nachteil einen verstärkten Konflikt und Konkurrenz zu Ärzten und anderen Physiotherapeuten (Gründkemeyer und Zalpour 2010).

4.7 Limitierungen der Studie

Bei der durchgeführten Fragebogenuntersuchung mit der Frage, ob Physiotherapeuten in Deutschland anhand von Fallbeispielen die richtige Entscheidung treffen können, gab es Vor- und Nachteile in Bezug auf das Messinstrument. Für die Auswahl eines Fragebogens sprechen sicherlich die geringen Kosten, zumal der Fragebogen digital versandt wurde, und der geringe zeitliche Aufwand. Die Befragten konnten den Fragebogen ohne zeitlichen Druck in Ruhe ausfüllen. Außerdem haben wir uns von der Kooperation mit einigen Landesverbänden des größten Bundesverbandes der Physiotherapeuten (ZVK) erhofft, eine möglichst große und heterogene Gruppe von Physiotherapeuten zu erreichen.

Dennoch ergaben sich im Nachhinein einige Nachteile, die in Zusammenhang mit dem Fragebogen standen. Obwohl wir uns bewusst für die Fallbeispiele der amerikanischen Studie (Jette et al. 2006) entschieden hatten, um eine Vergleichbarkeit zu gewährleisten, waren die Patientenfälle kurz und trugen möglicherweise deshalb zu einer Fehleinschätzung bei. Auch die Anlehnung an die amerikanische Studie in Bezug auf die drei Antwortmöglichkeiten, insbesondere in die Unterteilung medizinisch nicht-kritisch ist wie bereits in der Diskussion erwähnt fragwürdig, da es sich bei den besagten Fällen zwar um keine lebensbedrohliche Fälle handelt, aber die Leidenszeit des Patienten möglicherweise unnötig verlängern würde. Aus medizinischer Sicht erscheint deshalb fraglich, welche andere Aufgabe dem Physiotherapeuten hier zukäme, als den betreffenden Patienten (z.B. bei Verdacht auf eine Handgelenksfraktur) unmittelbar zum Arzt zu überweisen. In diesem Zusammenhang muss auch erwähnt werden, dass deutsche Physiotherapeuten Fragestellungen mit Multiple Choice Verfahren nicht in gleichem Maß gewohnt sind wie amerikanische Kollegen. Insgesamt ist der Vergleich zu den USA etwas problematisch, da die amerikanischen Kollegen den Erstzugang bereits nahezu flächendeckend in allen Bundesstaaten der Vereinigten Staaten von Amerika praktizieren. Wie bereits erwähnt, ist die Fähigkeit differentialdiagnostisch zu Denken und Handeln in der deutschen Ausbildungsordnung überhaupt nicht verankert und kann aus diesem Grund auch nicht in jedem Fall erwartet werden.

Ein großes Problem stellte die Kontrollierbarkeit der Rücklaufquote dar. Bei 7059 versandten Fragebögen und 1084 zurückerhaltenen Fragebögen betrug die Rücklaufquote nur 15,4%. Allerdings wissen wir zum einen nicht, ob alle digital versandten Fragebögen tatsächlich ihren Empfänger erreicht haben, und zum anderen und noch wichtiger: Welche Personen haben den Fragebogen nicht zurückgesandt und aus welchem Grund? Vielleicht haben sich diese Physiotherapeuten typisch bezüglich einiger oder aller interessierenden Variabeln von den Physiotherapeuten unterschieden, die geantwortet haben. Bei nur teilweisem Rücklauf der Fragebögen kann eine Verzerrung der Ergebnisse nicht ausgeschlossen werden. Es könnte beispielsweise sein, dass Physiotherapeuten, die keine Mitglieder im ZVK sind, den Fragebogen anders ausgefüllt hätten. Auch bei der Frage nach den Fortbildungen wurde bewusst nach Weiterbildungen in Manueller Therapie gefragt um einerseits den Rahmen des Fragebogens nicht zu sprengen, und andererseits zu erfahren, ob sich Manualtherapeuten in der Beantwortung der Fragen von anderen Physiotherapeuten unterscheiden. Auch die Zeichen und Symptome, mit denen sich die Patienten in den Fallbeispielen präsentierten, standen in einem engen muskuloskeletalen Kontext. Dies kann schlussendlich dazu geführt haben, dass Kollegen den Fragebogen nicht ausgefüllt und zurückgesandt haben, da sie überwiegend in einem anderen Arbeitsfeld (Gynäkologie, Pädiatrie, Neurologie) beschäftigt waren. Abschließend ist zu erwähnen, dass 62 Fragebögen von der Datenanalyse ausgeschlossen wurden, da sie fehlerhaft oder leer zurückgesandt wurden.

4.8 Ausblick

In die mögliche Einführung des Direct Access in Deutschland sollten vielfältige Überlegungen mit eingeschlossen werden. Beispielsweise muss in der Grundausbildung gewährleistet sein, dass die Berufsausbildung auf eine mögliche Rolle als First-Contact Practitioner adäquat vorbereitet. Dies bedarf einer Änderung der Ausbildungs- und Prüfungsordnung, in der die Vermittlung von Kernkompetenzen fest verankert wird. Von Physiotherapeuten mit einer bereits abgeschlossenen Berufsausbildung könnte eine Kenntnisprüfung gefordert werden, die sich auf akademischer Ebene (z.B. dem Erwerb von Credit Points) oder in Fortbildungszentren realisieren ließe. In diesem Zusammenhang kann man auch über die Einführung von Fachphysiotherapeuten (Extended scope practitioner bzw. Clinical Specialist) wie in Australien und England nachdenken. Dies hätte den Vorteil, dass relevante Risikofaktoren/'Red Flags nur auf einen Fachbereich begrenzt wären. Patienten mit Schulterbeschwerden würden sich dann beispielsweise beim Fachphysiotherapeuten für Orthopädie vorstellen. Die Tatsache, dass nur etwa die Hälfte der Physiotherapeuten die medizinisch kritischen Fälle richtig erkannt haben, deutet auf erhebliche Defizite in der Aus- und Weiterbildung hin. Neben der Professionalisierung des Berufes durch die Einrichtung von Bachelor und Master Studiengängen ist auch eine qualitativ bessere Ausbildung zu fordern, die dem Physiotherapeuten als „First Contact Practitioner" gerecht wird. Wenn die Patientensicherheit gefährdet wäre, ist zu überlegen, ob das bestehende System mit Zugang über den Hausarzt zum heutigen Zeitpunkt für die Patienten nicht weiter von Vorteil wäre.

5 ZUSAMMENFASSUNG

Bei der vorliegenden Studie handelte es sich um eine Fragebogenuntersuchung, die im Zeitraum vom November 2008 bis Januar 2009 durchgeführt wurde. Ziel der Arbeit war es, herauszufinden, ob Physiotherapeuten in Deutschland in der Lage sind, die richtige Entscheidung zu treffen, wenn sie im Erstkontakt praktizieren, d.h. wenn Patienten direkt den Physiotherapeuten aufsuchen, ohne vorher beim Arzt gewesen zu sein. Ausgehend von einer Studie aus Amerika sollten Physiotherapeuten anhand von 12 Fallvignetten entscheiden, wie Sie mit dem Patienten im Falle eines Direct Access (DA) verfahren würden. Die einzelnen Fallbeispiele gaben eine kurze Anamnese des Patienten wieder. Aufgrund dieser Informationen sollten sich die befragten Physiotherapeuten entscheiden, ob sie

- den Patient direkt mit Physiotherapie behandeln, **ohne** ihn zum Arzt zur weiteren medizinischen Abklärung zu überweisen
- den Patient mit Physiotherapie behandeln **und** zusätzlich zur weiteren medizinischen Abklärung zum Arzt überweisen
- den Patient direkt zum Arzt überweisen, **ohne** ihn physiotherapeutisch zu behandeln.

Bei den Fallbeispielen handelte es sich entweder um medizinische Probleme, die nicht primär in das Spektrum der Physiotherapie fielen, oder um muskuloskeletale Probleme, die ins Arbeitsfeld von Physiotherapeuten fielen, ohne dass eine zusätzliche Überweisung zum Arzt nötig wäre. Die medizinischen Probleme wurden zusätzlich unterteilt in nicht-kritisch beziehungsweise kritisch, je nach Dringlichkeit der medizinischen Versorgung. Weiterhin sollte anhand von zwei Fragen geklärt werden, in welchem Ausmaß deutsche Physiotherapeuten die Möglichkeit des Erstzugangs befürworten und inwieweit sie ihn sich selbst zutrauen. Von den 7059 versandten Fragebögen erhielten die Untersucher nach Ablauf des Untersuchungszeitraum 1084 Fragebögen (Rücklauf 15,4%) zurück. Insgesamt wurden N=937 richtig ausgefüllte Fragebögen für die statistische Analyse verwendet. Im Mittelwert wurden die muskuloskeletalen Fälle zu 78,0% richtig beantwortet, die medizinisch nicht-kritischen Fälle im Mittel zu 87,8% und die medizinisch-kritischen Fälle wurden im Mittel zu 53,3% richtig beantwortet, d.h. nur etwa die Hälfte der Physiotherapeuten hätte die „Red Flag" Fälle im Durchschnitt erkannt. Bei Patienten, die einer sofortigen ärztlichen Überweisung (medizinisch kritisch) bedurft hätten, trafen nur 17,4% der Physiotherapeuten die richtige Entscheidung bei allen Vignetten. Einen höchst signifikanten Einfluss auf die richtige Entscheidung hatte bei den muskuloskeletalen Fällen der Faktor Fortbildung ($p<0,000$) und bei den medizinisch kritischen Fällen war der Faktor Berufserfahrung hoch signifikant ($p=0,003$). Insbesondere Physiotherapeuten mit langer Berufserfahrung und dem Abschluss in Orthopädischer Manueller Therapie (OMT) scheinen für den Erstzugang eher gewappnet zu sein. Als Fazit lässt sich festhalten, dass Physiotherapeuten in Deutschland noch deutliche Unsicherheiten im Umgang mit medizinisch kritischen Fällen („Red Flags") haben. Im Vergleich zur amerikanischen Studie aus dem Jahr 2006 und dieser Studie zeigten sich bei einigen Fallbeispielen signifikante Unterschiede zwischen amerikanischen und deutschen Physiotherapeuten, nach dem die amerikanischen Physiotherapeuten mehr richtige Antworten gaben. Die Nebenfragestellung beleuchtete die Haltung deutscher Physiotherapeuten zum DA. Deutsche Physiotherapeuten befürworten überwiegend den Direktzugang (75,4%), aber trauen es sich weniger häufig zu (61,2%). Mit Ausnahme des Ausbildungsstandes hatten alle anderen unabhängigen Variabeln (Geschlecht, Fortbildung, Status, Arbeitsbereich, Arbeitszeit und Anteil orthopädischer Patienten) einen signifikanten Einfluss auf die Beantwortung der Fragen „Ich befürworte den DA" bzw. „Ich traue mir den DA zu".

Neben der Vermittlung bestimmter Behandlungstechniken sollten sich zukünftig Vertreter von Verbänden und Hochschulen, aber auch Lehrer in der Berufsausbildung von Physiotherapeuten darauf verständigen, wie bestimmte Kompetenzen adäquat in die Ausbildung integriert werden könnten. Im Sinne der Gefahrenabwehr muss sichergestellt sein, dass einem Patienten, der „direkt" beim Physiotherapeuten vorstellig wird kein Schaden entsteht. Diese Fähigkeiten lassen sich unterteilen in: Differentialdiagnostik und Erkennen von Risikofaktoren, dem Erkennen der eigenen Grenzen und in allgemeine rechtliche Aspekte. Weitere Studien und Forschungsarbeiten zu diesem Thema, insbesondere von Versorgungsstudien zum Bedarf des „Direct Access" in Deutschland sind notwendig, um die Profession der Physiotherapie weiterzuentwickeln.

6 LITERATURVERZEICHNIS

1. Arnold P, van Dolder R, Mutsaers B, Wittink H: Red flags bei Patienten mit Schmerzen im Lendenbereich. Manuelle Therapie 13: 64-72 (2009)

2. Boissonnault WG, Bass C: Pathological origins of trunk and neck pain, part II: disorders of the cardiovascular and pulmonary systems. Journal of Orthopaedic and Sports Physical Therapy 12: 208-215 (1990)

3. Brox JI, Gjengedal E, Uppheim G, Bøhmer AS, Brevik JI, Ljunggren AE, Staff PH: Arthroscopic surgery versus supervised exercises in patients with rotator cuff disease (stage II impingement syndrome): a prospective, randomized, controlled study in 125 patients with a 2,5 year follow-up. Journal of Shoulder and Elbow Surgery 8: 102-111 (1999)

4. Buchberger M: Erkennen von Red flags bei Patienten mit Low Back Pain. Manuelle Therapie 11: 206-211 (2007)

5. Calmbach WL, Hutchens M: Evaluation of patients presenting with knee pain, part II: differential diagnosis. American Family Physician 68: 917-922 (2003)

6. Cates JR: Abdominal aortic aneurysms: clinical diagnosis and management. Journal of Manipulative and Physiological Therapeutics 20: 557-561 (1997)

7. Childs JD, Whitman JM, Sizer PS, Pugia ML, Flynn TW, Delitto A: A description of physical therapis´ knowledge in managing musculoskeletal conditions. BioMed Central Musculoskeletal Disorders 6: 32 (2005)

8. Crout KL, Tweedle JH, Miller DJ: Physical Therapists´ opinions and practices regarding direct access. Physical Therapy 78: 52-61 (1998)

9. Daker-White G, Carr AJ, Harvey I, Woolhead G, Bannister G, Nelson I, Kammerling M: A randomised controlled trial. Shifting boundaries of doctors and

physiotherapists in orthopaedic outpatient departments. Journal of Epidemiology and Community Health 53: 643–650 (1999)

10. Della-Guistina D, Nolan R: Evaluation and management of acute low back pain. Emergency Medicine 36: 20-28 (2004)

11. Deyle GD, Henderson NE, Matekel RL, Ryder MG, Garber MB, Allison SC: Effectiveness of manual physical therapy and exercise in osteoarthritis of the knee. A randomized, controlled trial. Annals of Internal Medicine 132: 173-181 (2000)

12. Deyle GD, Allison SC, Matekel RL, Ryder MG, Stang JM, Gohdes DD, Hutton JP, Henderson NE, Garber MB: Physical therapy treatment effectiveness for osteoarthritis of the knee: a randomized comparison of supervised clinical exercise and manual therapy procedures versus a home exercise program. Physical Therapy 85: 1301-1317 (2005)

13. Deyle GD: Direct Access physical therapy and diagnostic responsibility: the risk-to-benefit ratio. Journal of Orthopaedic and Sports Physical Therapy 36: 632-634 (2006)

14. Durant TL, Laura LJ, Domholdt E: Outpatient Views on Direct Access to Physical Therapy in Indiana: Physical Therapy 69: 850-857 (1989)

15. FitzSimmons CR, Wardrope J: Assessment and care of musculoskeletal problems. Emergency Medicine 22: 68-76 (2005)

16. Garber MB: Diagnostic Imaging and Differential Diagnosis in 2 Case Reports. Journal of Orthopaedic and Sports Physical Therapy 35: 745-754 (2005)

17. Goodman CC und Snyder TEK: Introduction to Screening for Referral in Physical Therapy. In: Goodman CC und Snyder TEK (Hrsg) Differential Diagnosis for Physical Therapists - Screening for Referral, 4th edition, Saunders Elsevier, St. Louis, S. 19-21 (2007)

18. Gründkemeyer A, Zalpour C: First-Contact-Practitioner in Deutschland. Physiotherapie 2: 12-16 (2010)

19. Guhse A und Steiffert D: Behandeln ohne Rezept? pt_Zeitschrift für Physiotherapeuten 59: 248-257 (2007)

20. Holdsworth LK, Webster VS, McFadyn AK: The Scottish Physiotherapy Self Referral Study Group: Self-referral to physiotherapy: deprivation and geographical setting. Is there a relationship? Results of a national trial. Physiotherapy 92: 16-25 (2006)

21. Holdsworth LK, Webster VS, McFadyn AK: The Scottish Physiotherapy Self Referral Study Group: Are patients who refer themselves to physiotherapy different from those referred by GPs? Results of a national trial. Physiotherapy 92: 26-33 (2006)

22. Hoving JL, de Vet HCW, Koes BW, van Marmeren H, Deville WLJM, van der Windt DAWM, Assendelft WJJ, Pool JJM, Scholten RJPM, Korthals-de Bos IBC, Bouter LM: Manual Therapy, Physical Therapy, or Continued Care by the General Practitioner for Patients With Neck Pain. Long-Term Results From a Pragmatic Randomized Clinical Trial. Clinical Journal of Pain 22: 370-377 (2006)

23. Jackson JL, O´Malley PG, Kroenke K: Evaluation of acute knee pain in primary care: Annals of Internal Medicine 139: 575-588 (2003)

24. Jarvik JG, Deyo RA: Diagnostic and Evaluation of low back pain with emphasis of imaging. Annals of Internal Medicine 137: 586-597 (2002)

25. Jette DU, Ardleigh K, Chandler K, McShea L: Decision-Making Ability of Physical Therapists: Physical Therapy Intervention or Medical Referral. Physical Therapy 86: 1619-1629 (2006)

26. Jull G: (2009 persönliche Mitteilung)

27. Korthals-de Bos IBC, Hoving JL, van Tulder MW, Rutten-van Mölken MPMH, Ader HJ, de Vet HCW, Koes BW, Vondeling H, Bouter LM: Cost effectiveness of physiotherapy, manual therapy, and general practitioner care for neck pain: ecnomic evaluation alongside a randomised controlled trial. British Medical Journal 326: 911 (2003)

28. Leemrijse CJ, Swinkels ICS, Veenhof C: Direct Access to Physical Therapy in the Netherlands: Results from the First Year in Community-Based Physical Therapy. Physical Therapy 88: 1-11 (2008)

29. Leerar P, Boissonnault WG, Domholt E, Roddey T: Medical screening by physical therapists for patients with low back pain. Journal of Orthopaedic and Sports Physical Therapy 35: A29 (2005)

30. Leerar P, Boissonnault WG, Domholt E, Roddey T: Documentation of Red Flags by Physical Therapists for Patients with Low Back Pain. The Journal of Manual and Manipulative Therapy 15: 42-49 (2007)

31. Leinich T: Physiopolitik. Schweden: Behandeln ohne ärztliche Verordnung. Physiopraxis 5: 10-14 (2007)

32. Lieschke L: "Der Direktzugang – Patientenversorgung ohne Ärzte?" Vortrag Forum Physiotherapie. 06. Mai 2010. Hauptstadtkongress Berlin

33. Mitchell JM, de Lissovoy G: A Comparison of Resource Use and Cost in Direct Access Versus Physician Referral Episodes of Physical Therapy. Physical Therapy 77: 10-18 (1997)

34. Moore JH, Goss DL, Baxter RE, DeBerardino TM, Mansfield LT, Fellows DW, Taylor DC: Clinical diagnostic accuracy and magnetic resonance imaging of patients referred by physical therapists, orthopaedic surgeons, and nonorthopaedic providers. Journal of Orthopaedic and Sports Physical Therapy 35: 67-71 (2005a)

35. Moore JH, McMillian DJ, Rosenthal MD, Weishaar MD: Risk determination for patients with direct access to physical therapy in military healthcare facilities. Journal of Orthopaedic and Sports Physical Therapy 35: 674-678 (2005b)

36. Nordeman L, Nilsson B, Möller M, Gunnarsson R: Early Access to Physical Therapy Treatment for Subacute Low Back Pain in Primary Health Care. A Prospective Randomized Clinical Trial. Clinical Journal of Pain 22: 505-511 (2006)

37. Oldmeadow LB, Bedi HS, Burch HT, Smith JS, Leahy ES, Goldwasser M: Experienced physiotherapists as gatekeepers to hospital orthopaedic outpatient care. The Medical Journal of Australia 186: 625-628 (2007)

38. Repschläger U: Für mehr Autonomie des Berufsstandes kämpfen. Physiotherapie 25: 7-11 (2007)

39. Repschläger U: Direct Access – Der Weg ist das Ziel. Physiotherapie 26: 6-7 (2008)

40. Riddle DL, Hillner BE, Wells PS: Diagnosis of lower-extremity deep vein thrombosis in outpatients with muskuloskeletal disorders: a national survey study of physical therapists. Physical Therapy 84: 717-728 (2004)

41. Robert G and Stevens A: Should general practitioners refer patients directly to physical therapists? British Journal of General Practice 47: 314-318 (1997)

42. Ross MD und Bayer E: Cancer as a Cause of Low Back Pain in a Patient Seen in a Direct Access Physical Therapy Setting. Journal of Orthopaedic and Sports Physical Therapy 35: 651-658 (2005)

43. Rothstein JM: Direct Access: Beyond the Diatribes. Physical Therapy 71: 181-182 (1991)

44. Scheel K: Berufspolitik. Prue Galley zu Besuch beim IFK. Physiotherapie 27: 6-9 (2009)

45. Scherfer E: Akademisierung der Ausbildung in Physiotherapie – Bestandsaufnahme und Orientierungshilfe. In: Hüter-Becker A, Dölken M (Hrsg) Beruf, Recht, wissenschaftliches Arbeiten, 1. Auflage, Thieme Verlag Stuttgart, S. 47-64 (2004)

46. Slipman CW, Patel RK, Botwin K, Huston C, Zhang L, Lenrow D, Garvan C: Epidemiology of spine tumors presenting to musculoskeletal physiatrists. Archives of Physical Medicine and Rehabilitation 84: 492-495 (2003)

47. Snow BL, Shamus E, Hill, C: Physical Therapy as primary health care: public perceptions. Journal of Allied Health 3: 35-38 (2001)

48. Thein-Nissenbaum J, Boissonnault WG: Differential diagnosis of spondylolysis in a patient with chronic low back pain. Journal of Orthopaedic and Sports Physical Therapy 35: 319-326 (2005)

49. Winters ME, Kleutz P, Zilberstein J: Back pain emergencies. Medical Clinics of North America 90: 505-523 (2006)

50. Zalpour C: Der First-Contact-Practitioner in Deutschland. pt_Zeitschrift für Physiotherapeuten 60: 105-111 (2008)

51. Zalpour C: First-Contact-Practice in der Physiotherapie aus (inter-) nationaler Perspektive. Physiotherapie med 6: 30-39 (2009a)

52. Zalpour C: In Zalpour C (Hrsg.): Fachlexikon Physiotherapie. Julius Springer Verlag, Heidelberg, (2010) (Publikation in Vorbereitung)

53. Bundesagentur für Arbeit (2009).
http://www.pub.arbeitsamt.de/hst/services/statistik/detail/d.html;
letzter Zugriff 18.03.2010

54. Gesundheitsberichterstattung des Bundes (2009).
http://www.gbe-bund.de/gbe10/abrechnung.prc_abr_test_logon?p_uid=gast&p_aid=43873027&p_knoten=VR&p_sprache=D&p_suchstring=Physiotherapie

6 Literaturverzeichnis

letzter Zugriff 18.03.2010.

55. Bundesverfassungsgericht (2002).
http://www.bundesverfassungsgericht.de/entscheidungen/
fs20021024_2bvf000101.html; letzter Zugriff 18.03.2010

56. Bundesärztekammer (2009)
http://www.bundesaerztekammer.de/page.asp?his=0.2.20.6499.7184.7342.7467.7
468&all=true; letzter Zugriff 13.04.2010

57. Interessenverband Freiberuflicher Krankengymnasten (IFK) (2007).
http://www.ifk.de/inhalt/index.php?option=com_content&task=view&id=272&Itemid
=142; letzter Zugriff 18.03.2010

58. Zentralverband der Krankengymnasten (ZVK) (2009).
http://www.zvk.org/s/content.php?area=650&sub=742
und http://www.zvk.org/s/content.php?area=114&sub=373;
letzter Zugriff 18.03.2010

59. Bundesverwaltungsgericht (2010)
http://www.bundesverwaltungsgericht.de/enid/45ab8387b0dd7f7252af22a8f7dec7
03,62bf20655f76696577092d0964657461696c093a09636f6e5f6964092d0931323
43530093a095f7472636964092d093132383235/Entscheidungen/Entscheidungs-
suche_8n.html; letzter Zugriff 20.04.2010

60. Bundesministerium der Justiz (2010)
http://www.gesetze-im-internet.de/mphg/BJNR108400994.html;
letzter Zugriff 20.04.2010

61. World Confederation of Physical Therapist (WCPT)
http://www.wcpt.org/sites/wcpt.org/files/files/WCPT-DoP-Autonomy-Aug07.pdf;
letzter Zugriff 21.04.2010

7 ANHANG

7.1 Fragebogen

7 Anhang

7.1 Fragebogen

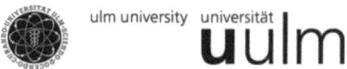

Fragebogen zum Erstzugang ("Direct Access") von Physiotherapeuten in Deutschland

In Deutschland entwickelt sich die Physiotherapie langsam, aber stetig vom Heil- und Hilfsberuf zur eigenständigen Profession. Dabei spielt auch der so genannte „Direct Access", also der direkte Zugang zur physiotherapeutischen Leistung, der keiner ärztlichen Überweisung bedarf, eine immer größere Rolle. Studien im europäischen und außereuropäischen Ausland haben gezeigt, dass diese Maßnahme dem Patienten nicht nur unnötige Wartezeiten beim Arzt erspart, sondern auch eine enorme Kostenersparnis für die Versicherungsnehmer bedeutet. Dies hat aber auch zur Folge, dass Physiotherapeuten in Zukunft mehr Verantwortung übernehmen müssen. Sind Physiotherapeuten in der Lage bei einem Erstkontakt die richtige Entscheidung zu treffen und ist diese Entscheidung vom Ausbildungsstand bzw. der Berufssituation abhängig? Anhand von Patientengeschichten soll dies überprüft werden. Bei dieser Studie handelt es sich um eine Querschnittstudie, die in Kooperation mit der Universität Ulm; Medizinische Fakultät (Prof. von Wietersheim, Klinik für Psychosomatische Medizin und Psychotherapie) entsteht. Ausgehend von einer Untersuchung aus Amerika im Jahr 2006 sollen Sie, anhand von 12 Patientengeschichten entscheiden wie Sie mit dem Patienten verfahren würden, und dann eine der folgenden Antworten treffen:

- den Patient direkt mit Physiotherapie behandeln, **ohne** ihn zum Arzt zur weiteren medizinischen Abklärung zu überweisen
- den Patient mit Physiotherapie behandeln **und** zusätzlich zur weiteren medizinischen Abklärung zum Arzt überweisen
- den Patient direkt zum Arzt überweisen, **ohne** ihn physiotherapeutisch zu behandeln

Dabei ist uns bewusst, dass Sie als PhysiotherapeutIn in einer tatsächlichen Patientensituation mehrere Tests durchführen und Informationen erfragen würden, als in diesem Fragebogen dargestellt. Die Patientengeschichten wurden bewusst kurz gehalten, um den zeitlichen Rahmen des Fragebogens nicht zu sprengen.

Bitte nehmen Sie sich 15 Minuten Zeit zum Ausfüllen des Fragebogens!.

Für Ihr Mitwirken an dieser Fragebogenuntersuchung bedanken wir uns bereits heute im Voraus.

Ihr(e)

Antonia Stieger, BSc (Physiotherapie), cand. MSc. (Physiotherapie) Universität Marburg und

Claus Beyerlein, PT/MT, MManipTh (Curtin University/Australien)

7 Anhang

(Nur Einfachantworten sind möglich)

	Patientengeschichte	Nur Physiotherapie (PT)	PT und zusätzlich Überweisung zum Arzt	Direkt zum Arzt überweisen
1.	Ein 65-jähriger starker Raucher, mit Vorgeschichte einer chronisch obstruktiven Lungenerkrankung, klagt seit etwa sechs Monaten beim Treppensteigen über krampfartige bilaterale Schmerzen im Gesäß. Seit zwei Monaten treten diese Krämpfe auch beim Gehen auf. Sobald er stehen bleibt, verringern sie sich und verschwinden. Bei der Untersuchung sind weder sensorische noch reflektorische Veränderungen auffällig. Rumpf Flexion oder Extension verändert die Schmerzen nicht.	☐	☐	☐
2.	Eine 35-jährige gesunde Frau, die gelegentlich joggen geht, klagt über Schmerzen im anterolateralen Vorfußbereich. Die Schmerzen fingen etwa vor drei Tagen beim Laufen an und verschlimmern sich durch jegliche Belastung. Palpation des Fußes ist mäßig druckempfindlich, aber es ist weder eine Schwellung noch Rötung zu sehen. Fuß und Sprunggelenksbeweglichkeit sind weitestgehend normal.	☐	☐	☐
3.	Eine 40-jährige Frau, die gesund, aber wenig körperlich aktiv ist, klagt über plötzliche Schmerzen im Rücken, nachdem sie von einer Bordsteinkante abgerutscht ist und beinahe gestürzt wäre. Sie bemerkt eine Verschlimmerung der Schmerzen bei Bewegung und eine Erleichterung beim Liegen. Weder Motorik noch Sensorik sind beeinträchtigt. Die Patientin gibt bei Palpation eine mäßige Empfindlichkeit der Muskulatur im rechten Brustwirbelsäulenbereich an.	☐	☐	☐
4.	Eine 39-jährige Frau klagt seit sechs bis sieben Monaten über intermittierende dumpfe Schmerzen in der posterioren Halswirbelsäule, okzipital und interskapulär. Sie hat lokal empfindliche Muskeln und Schmerzen bei Bewegung. Das Bewegungsausmaß der Halswirbelsäule ist leicht vermindert. Die Patientin hat weder ein Schwindelgefühl, noch ausstrahlende Schmerzen in die Arme oder eine Beeinträchtigung der Motorik oder Sensorik.	☐	☐	☐
5.	Eine 60-jährige Frau, die anscheinend gesund, aber wenig aktiv ist, klagt über einen plötzlichen Schmerz im rechten Knie. An einen Sturz kann sie sich nicht erinnern. Das Gelenk ist sehr empfindlich, warm und rot. Die Gelenkbeweglichkeit ist schmerzhaft und vermindert. Keine früheren oder aktuellen Gelenkbeschwerden werden von der Patientin berichtet.	☐	☐	☐

7   Anhang

Patientengeschichte	Nur Physiotherapie (PT)	PT und zusätzlich Überweisung zum Arzt	Direkt zum Arzt überweisen
6. Ein 65-jähriger ehemaliger Fußballspieler und jetziger Tennisspieler klagt über bilaterale Knieschmerzen, die sich in den letzten sechs Monaten verschlechtert haben. Die Schmerzen beeinträchtigen seine Freizeitaktivitäten, da sie bei Aktivität und Bewegung zunehmen. Der Patient berichtet von einem reibenden Gefühl in seinen Knien. Bei der Untersuchung zeigt sich weder eine Schwellung noch eine Bewegungsverminderung.	☐	☐	☐
7. Eine 80-jährige körperlich aktive aber zerbrechlich wirkende Dame stolperte in ihrer Wohnung über einen Teppich und landete auf ihren ausgestreckten Händen. Sie hat ein Spannungsgefühl über dem rechten lateralen Handgelenk und distalen Unterarm. Bei Palpation ist eine knöcherne Deformität zu fühlen. Das Handgelenk ist geschwollen und schmerzhaft bei eingeschränkter Beweglichkeit.	☐	☐	☐
8. Ein 17-jähriges Mädchen klagt über Knieschmerzen, nachdem sie während eines Softball Spiels im vollen Lauf in ein Loch getreten und gestürzt ist. Daraufhin konnte sie das Spiel nicht weiter fortzusetzen. Bei Palpation ist der mediale Anteil des Kniegelenks empfindlich sowie leicht geschwollen. Der Schmerz verschlimmert sich am Ende der Bewegung und bei einem Valgus-Stress. Eine Kniegelenksblockade bemerkt das Mädchen jedoch nicht.	☐	☐	☐
9. Ein 70-jähriger Mann klagt über dumpfe konstante thorakolumbale Schmerzen, die sich während der letzten zwei Tage verstärkt haben. Bewegung im Allgemeinen erhöht die Schmerzen, es gibt jedoch keine bestimmte Haltung oder Bewegung des Rumpfes die den Schmerz mehr als andere Bewegungen beeinflusst. Die Schmerzen sind weder ausstrahlend, noch gibt es irgendwelche sensorischen oder motorischen Beeinträchtigungen.	☐	☐	☐
10. Eine 53-jährige Frau mit einem recht bewegungsarmen Lebenswandel klagt über einen plötzlichen dumpfen Schmerz in der Mitte der Brust, der sich bei Bewegungen des linken Armes verschlimmert. Einen Sturz oder eine Verletzung als auslösende Ursache kann die Patientin nicht angeben. Der Schmerz strahlt nicht aus, das Gebiet lateral des Sternums ist bei Palpation jedoch sehr empfindlich. Beim Husten und Niesen verstärkt sich der Schmerz.	☐	☐	☐

Patientengeschichte	Nur Physiotherapie (PT)	PT und zusätzlich Überweisung zum Arzt	Direkt zum Arzt überweisen
11. Eine 55-jährige Frau klagt seit zwei bis drei Tagen über konstante starke subkostale Schmerzen auf der rechten Seite. Die Schmerzen strahlen entlang des rechten Beckenkamms aus. Einen Sturz oder eine Verletzung als auslösende Ursache kann die Patientin nicht angeben. Die Schmerzen lassen sich weder durch veränderte Körperpositionen noch durch ein Wärmekissen beeinflussen.	☐	☐	☐
12. Ein 45-jähriger Mann klagt über einen leichten tiefsitzenden Schmerz in der Brustwirbelsäule, der ihn nachts beim Schlafen stört. Der Schmerz ist intermittierend, aber nimmt seit den letzten zwei Wochen zu. Eine Veränderung der Körperposition bringt keine Erleichterung. Nachts scheint der Schmerz schlimmer zu sein als tagsüber. Der Patient fühlt sich allgemein schlapp und erschöpft, was er auf seinen Schlafmangel zurückführt.	☐	☐	☐

Reprinted with permission of the American Physical Therapy Association (APTA) and the authors (Jette et al., 2006). This material is copyrighted, and any further reproduction or distribution is prohibited.

7 Anhang

Zum Schluss noch einige Angabe zu Ihrer Person (bitte ankreuzen):

13. Geschlecht
13.1 ☐ männlich
13.2 ☐ weiblich

14. Alter
14.1 ☐ ≤ 20 Jahre
14.2 ☐ 21-30 Jahre
14.3 ☐ 31-40 Jahre
14.4 ☐ 41-50 Jahre
14.5 ☐ 51-60 Jahre
14.6 ☐ > 60 Jahre

15. Berufserfahrung

Seit _____ Jahren

(falls weniger als 1 Jahr, bitte wie folgt angeben:
z.B. 3 Monate = 0.25 Jahre)

16. Ausbildungsstand
(Mehrfachnennungen möglich)
16.1 ☐ Physiotherapieschüler
16.2 ☐ Staatsexamen Physiotherapie
16.3 ☐ Bachelor (Physiotherapie)
16.4 ☐ Master (Physiotherapie)
16.5 ☐ sonstiges (Studium/Ausbildung) _____

17. Fortbildungen
17.1 ☐ Manuelle Therapie
(in Ausbildung)

17.2 ☐ Manuelle Therapie
(abgeschlossen mit Zertifikat)

17.3 ☐ Orthopädische Manuelle Therapie
(OMT – in Ausbildung)

17.4 ☐ Orthopädische Manuelle Therapie
(OMT – abgeschlossen mit Zertifikat)

17.5 ☐ keine der genannten

17.6 ☐ Sonstige _____

18. Status der beruflichen Tätigkeit
18.1 ☐ selbständig ☐ angestellt ☐ beides

18.2 ☐ Klinik/stat. Einrichtung ☐ Praxis ☐ beides
☐ anderer Bereich _____

18.3 Arbeitszeit (Std.) pro Woche am Patienten:
☐ ≤10 ☐ 11-20 ☐ 21-30 ☐ 31-40 ☐ >40

19. Anteil orthopädischer Patienten in Ihrer Berufspraxis?
19.1 ☐ ≤ 50%
19.1 ☐ > 50%

20. Wie stehen Sie zum Direktzugang in der Physiotherapie?

	gar nicht				voll und ganz
	0	1	2	3	4	5

20.1 Ich befürworte den „Direct Access".
☐ 0 ☐ 1 ☐ 2 ☐ 3 ☐ 4 ☐ 5

20.2 Ich traue mir zu, den Erstzugang zu praktizieren.
☐ 0 ☐ 1 ☐ 2 ☐ 3 ☐ 4 ☐ 5

8 DANKSAGUNG

Mein besonderer Dank gilt meinem Doktorvater Herrn Prof. Dr. Jörn von Wietersheim für die Bereitschaft diese Doktorarbeit zu betreuen und zu begleiten, und die zahlreichen konstruktiven Gespräche und Diskussionen.

Frau Edit Rottler für die statistische Beratung und Auswertung der Daten. Von ihr habe ich viel gelernt insbesondere über Zahlen und statistische Verfahren.

Meiner Kollegin Antonia Stieger, für den fachlichen und freundschaftlichen Austausch. Sie hat mich eigentlich auf die Idee zur Anfertigung dieser Doktorarbeit gebracht.

Herrn Paulheim bei der Unterstützung der Erstellung eines digitalen Fragebogens, Martina Moog-Egan bei der Hilfe der Übersetzung der amerikanischen Fallbeispiele und der APTA sowie den Autoren um Diane Jette für die Möglichkeit die Fragen Ihres Fragebogens zu verwenden.

Meiner Mutter Jutta Beyerlein sowie meiner Kollegin Frau Barbara Aigner und meinem Kollegen Fritz Koller danke ich für das Korrektur lesen dieser Arbeit.

„Last but not least" geht mein größter Dank an meine Eltern und Familie, insbesondere an meine Frau Dörte für Ihre Liebe und Kraft, die Sie mir während der vergangenen Jahre geschenkt hat und an meine Kinder Lennart und Lynn, die „Alles" für mich bedeuten.

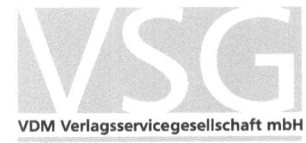

Die VDM Verlagsservicegesellschaft sucht für wissenschaftliche Verlage abgeschlossene und herausragende

Dissertationen, Habilitationen, Diplomarbeiten, Master Theses, Magisterarbeiten usw.

für die kostenlose Publikation als Fachbuch.

Sie verfügen über eine Arbeit, die hohen inhaltlichen und formalen Ansprüchen genügt, und haben Interesse an einer honorarvergüteten Publikation?

Dann senden Sie bitte erste Informationen über sich und Ihre Arbeit per Email an *info@vdm-vsg.de*.

Sie erhalten kurzfristig unser Feedback!

VDM Verlagsservicegesellschaft mbH
Dudweiler Landstr. 99
D - 66123 Saarbrücken

Telefon +49 681 3720 174
Fax +49 681 3720 1749

www.vdm-vsg.de

Die VDM Verlagsservicegesellschaft mbH vertritt

 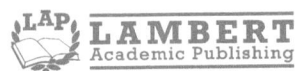 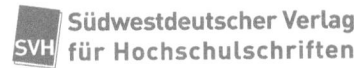

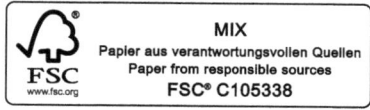

Printed by Books on Demand GmbH, Norderstedt / Germany